国家社科基金一般项目"慢性病对农村老年贫困影响的效应与机制研究"（项目编号：18BSH050）

中南财经政法大学"收入分配与现代财政学科创新引智基地"项目（项目编号：B20084）

中南财经政法大学中央高校基本科研业务费专项资金资助项目"慢性病视角下农村老年相对贫困治理机制研究"（项目编号：2722022FJ004）

医疗保险对农村老年人健康风险的影响效应

于长永　著

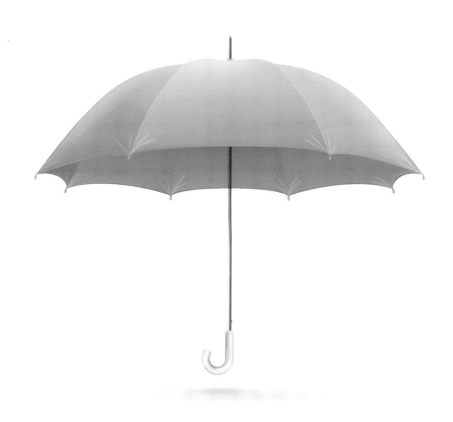

中国社会科学出版社

图书在版编目(CIP)数据

医疗保险对农村老年人健康风险的影响效应/于长永著.—北京:中国社会科学出版社,2022.9

ISBN 978-7-5227-0716-7

Ⅰ.①医… Ⅱ.①于… Ⅲ.①农村—医疗保健制度—研究—中国 Ⅳ.①R197.62

中国版本图书馆 CIP 数据核字(2022)第 141382 号

出 版 人	赵剑英
责任编辑	田 文
责任校对	张爱华
责任印制	王 超

出 版	中国社会科学出版社
社 址	北京鼓楼西大街甲 158 号
邮 编	100720
网 址	http://www.csspw.cn
发 行 部	010 - 84083685
门 市 部	010 - 84029450
经 销	新华书店及其他书店

印 刷	北京君升印刷有限公司
装 订	廊坊市广阳区广增装订厂
版 次	2022 年 9 月第 1 版
印 次	2022 年 9 月第 1 次印刷

开 本	710×1000 1/16
印 张	12.5
字 数	175 千字
定 价	68.00 元

前　　言

在社会保险制度的各个保险项目中，医疗保险是最为独特的一个保险项目。其独特性体现在，由于疾病风险的存在，医疗保险制度成为人们"从摇篮到坟墓"的健康"保护伞"。也正是基于这一点，医疗保险制度事关每一个人的切身利益，医疗保险制度的健康发展和可持续性不仅关系到每一个人的健康安全能否得到有效保障，还关系到全面建成小康社会的长期实现和健康中国战略的顺利推进。而医疗保险制度的健康发展和可持续性，取决于医疗保险制度设计的合理性，并最终体现在医疗保险制度的建设效果。同时，由于中国人口老龄化加速发展和老年人口快速增加，医疗保险对农村老年人健康风险的影响效应，是检验农村医疗保险制度建设效果的重要方面。

医疗保险制度的建设效果，包括直接效果和间接效果两个方面。直接效果主要表现在医疗保险制度对降低患者医药费负担的直接作用，由于农村医疗保险制度的基本目标是保障农民的大病风险，农村医疗保险制度在降低农民家庭灾难性卫生支出发生率方面的作用，是农村医疗保险制度直接效果的客观反映。农村医疗保险制度建设的直接效果是降低患者的医药费负担，但是对于大多数农民而言，疾病的发生是不确定的，没有疾病发生固然不存在医药费负担降低的问题，那么，农民参加农村医疗保险的基本诉求是获得稳定的健康安全保障预期，因此，降低农民对疾病风险的恐惧和担心，就是农村医疗保险制度建设的间接效

1

果，也是农村医疗保险制度发展的根本使命。农村医疗保险制度在上述两个方面的作用，是农村医疗保险制度建设效果的具体反映。

基于上述思路和逻辑，本书聚焦农村老年人群，以医疗保险在降低农村老年人家庭灾难性卫生支出发生率方面的作用，来评价农村医疗保险制度建设的客观效果和直接效果；以农村老年人的疾病风险担心度，来评价农村医疗保险制度建设的主观效果和间接效果。本书基于 2016 年全国 12 个省份 1300 余位农村老年人的调查数据，构建农村医疗保险制度的综合保障能力测量量表，采用效度分析和信度分析，评价综合测量量表的科学性，并通过对量表的赋权和赋值测算出农村医疗保险制度的综合保障能力，采用反事实评估方法，评价农村医疗保险制度对降低农村老年人家庭灾难性卫生支出发生率的客观效果。

在评价医疗保险对农村老年人健康风险的影响效应时，首先，采用二元 Logistics 回归模型，分析是否参加农村医疗保险和医疗保险制度的综合保障能力对农村老年人家庭灾难性卫生支出发生率的作用以及农村老年人家庭灾难性卫生支出发生率的影响因素。其次，采用有序 Logistics 回归模型，分析是否参加农村医疗保险和医疗保险制度的综合保障能力对农村老年人疾病风险担心度的边际贡献。本书的研究发现，主要体现在以下四个方面：

第一，农村医疗保险制度的综合保障能力较低，按照 100 分制的评价原则，农村医疗保险制度建设效果的综合得分为 64.62 分，即仅仅达到及格水平，而且得分的众数为 63.4 分，这说明农村医疗保险制度的综合保障能力较低。农村医疗保险制度的综合保障能力，在不同地区和不同农村老年人之间的保障能力是不同的。对于部分农村老年人而言，农村医疗保险制度的综合保障能力已经相当高，综合保障能力得分高达 96.6 分；但是对于部分农村老年人而言，农村医疗保险制度的综合保障能力得分却非常低，综合保障能力得分只有 32.0 分。

第二，农村老年人家庭灾难性卫生支出发生率较高，明显高于其他群体的家庭灾难性卫生支出发生率。根据世界银行给出的家庭灾难性卫生支出发生的判断标准，即家庭医疗卫生保健支出占家庭非食品支出的40%，测算得出中国农村老年人医疗卫生保健支出占家庭非食品支出的比例平均为36.83%，中位数比例为25.0%。农村老年人家庭灾难性卫生支出发生率在不同社区经济发展环境下，呈现出明显的差异。在非常富裕的地区，农村老年人家庭灾难性卫生支出发生率竟然明显高于经济环境较差的地区。

第三，医疗保险对降低农村老年人客观健康风险的作用有限。按照世界银行提出的医疗卫生保健支出占非食品支出的比例达到40%以上即为衡量家庭灾难性卫生支出发生的判断标准，那么，当医疗保险报销之后农村老年人家庭灾难性卫生支出的发生率为35.5%，比没有农村医疗保险报销之前降低了1.3%。

第四，医疗保险对降低农村老年人主观健康风险的作用有限。在拥有医疗保险的情况下，仍有接近65%的农村老年人担心生病看不起病，如果扣除传统保障因素的"贡献"，那么，担心生病看不起病的农村老年人可能更多。这表明医疗保险还没有为绝大多数农村老年人提供疾病风险的安全保障预期，医疗保险的保障能力有待进一步提高。

基于上述研究发现，本书提出如下政策建议：

第一，正确认识医疗保险对健康风险的保障作用，这包括两个方面：一是必须明白医疗保险对健康风险的保障作用是非常有限的。医疗保险对健康的作用，只占8%左右，本书中传统保障和医疗保险合计解释了农村老年人主观健康风险担心度变异的25%左右，也再次印证了这一点。二是医疗保险并不是孤立地保障农村老年人的健康风险。医疗保险制度对提高农村老年人健康意识和看病积极性以及改善医疗条件具有积极作用，同样能够起到降低老年人疾病风险担心度的效果，甚至更好，因为对于疾病来说，"预防比治疗更重要"，准确评估医疗保险制度的建设效果，不可忽视这一点。

第二，充分发挥传统保障与医疗保险的协同作用。不同层面的传统保障因素和医疗保险因素，对农村老年人健康风险有着不同程度的显著影响。这充分表明：一是影响农村老年人疾病风险担心度的因素是非常复杂和多元的，既有传统保障因素，又有医疗保险因素。因此，降低农村老年人的健康风险，应该充分发挥传统保障与医疗保险的协同作用，二者相互补位，才能起到事半功倍的效果。二是提高传统保障因素对农村老年人健康风险的积极作用，应大力增进农村老年人的健康水平、提高农村老年人的收入水平。当前正在大力推进的"健康中国"战略、多层次保障体系建设以及积极老龄化，对降低农村老年人健康风险将起到重要作用。

第三，结构性调整农村医疗保险制度的报销比例。把农村医疗保险制度的报销比例，从当前的"单调递减"（医院级别越高，报销比例越低）向"凸峰"改革（市级医院和乡镇卫生院报销比例相对较低，县级医院报销比例相对较高的趋势）转变。报销比例从"单调递减"向"凸峰"改革，不仅不会明显增加患者的医药费负担导致"因病致贫，因病返贫"问题的发生，还将会实现"一举三得"的改革红利：一是将会提高患者的受益水平，因为无论是大病，还是常见疾病，农民的主要就医地点在县级医院，而不在市级医院和乡镇卫生院；二是将大大压缩发生在乡镇卫生院中的"医患合谋"欺诈骗保问题，大大降低医保基金面临的监管能力不足问题；三是节省出的监管力量，可以集中监管县级医院，提高监管效能，促进医保基金的合理有效使用，进而保障患者的医保权益，促进医保基金和医疗保险制度的健康可持续发展。

目　　录

第一章 导论

　　健康是生活幸福的源泉，是生产效率的基础，是每一个理性的人共同追求的价值目标。但是，在外部因素冲击和内部因素扰动的影响下，每个人的健康结果是什么，并没有一个确定的答案，健康风险对于每一个人都是无法回避的存在。医疗保险是与健康风险相对的一个概念，医疗保险的根本使命是转嫁风险，是把个人面临的不可承受的风险分散到大量同质标的的一种风险处理机制。那么，为什么要分析农村医疗保险对农村老年人健康风险的影响效应，该问题的实质是什么，我们面临一个什么样的环境，研究该问题的意义在哪里，有关这一问题的研究进展是什么，还有哪些地方值得进一步深入探讨，如何对这一问题进行深入探讨，等等。这些都是在系统研究这一问题之前，亟待回答的问题。

第一节 研究背景与意义

一 研究背景

　　始于 20 世纪 70 年代的改革开放政策，促进了中国经济的持续高速增长，中国社会经济发展取得了举世瞩目的伟大成就。但是，在取得伟大成就的背后，则是以巨大的环境成本作为代价的。联合国《2002 年中国人类发展报告》指出，环境问题造成的中国经济损失占 GDP 的 3.5%—8%。2003 年的研究文献显示，学者易正采用生态经济学的分析方法，对中国经济增长的代价进行了测算，测算结果显示：中国对资源环境的浪费所造成的生存损失高达 21.54 万亿元，为 1997 年中国 GDP 的两倍。中国经济增长代价的结构分布（见图 1−1）：环境污染损失为 5.46 万亿元，自然灾害损失为 2.24 万亿元，草原资源损失为 1.54 万亿元，森林资源损失为 4.76 万亿元，土地资源损失为 3.73 万亿元，淡水资源损失为 3.8 万亿元。①

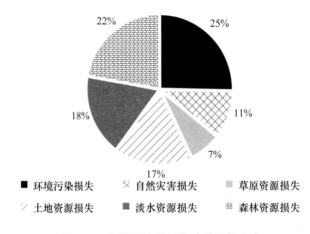

图 1−1　中国经济增长代价的结构分布

也正是因为看到了中国经济增长的巨大环境代价，时任浙江省委书记的习近平同志于 2005 年 8 月在浙江湖州安吉考察时提出"绿水青山就是金山银山"的科学论断。在这种生态文明理念的指引下，浙江省大力推进"五水共治""三改一拆""四边三化"和"811"环境污染整治行动等工作，对破坏了的环境进行深入广泛的整治，擦洗了浙江大地上的污垢，重新焕发生机与活力，重塑了绿水青山的美丽景象。浙江省的生态环境整治，带来了良好的经济效益，2015 年羊年春节，仅杭

---

① 易正：《中国净增长的代价：生态成本超过 GDP 两倍》，《领导决策信息》2003 年第 18 期。

州、嘉兴、湖州三市，接待的中外游客就超过了 710 万人次，旅游总收入达 71 亿元。

中国是一个社会经济发展地区差异非常明显的发展中国家，浙江省是中国社会经济最为发达的省份之一。当浙江省在习近平总书记"绿水青山就是金山银山"生态文明思想指引下开展生态环境整治的时期，中国广大的中西部地区仍然以"高投入、高消耗、高排放、难循环、低效率"① 为特征的粗放型增长方式追求当地的 GDP 数量。而这种以牺牲环境为代价的增长方式，则必然带来广大人民的健康损失。慢性病的快速增长则是人民健康损失的重要表现，根据世界卫生组织测算，2012年全球因慢性病死亡 3800 万人，其中，中国占 860 万人，占世界因慢性病死亡的 22.6%。张寒冰等（2016）对全国 8 个省 40 个县 35999 户家庭和 108782 位农村老年人的调查表明，我国农村 15 岁以上人口慢性病患病率为 29.9%，其中，男性占 26.9%，女性占 32.7%。② 中国农村居民的慢性病发病率不仅在总体上呈现出上升趋势，而且绝大部分地区也呈现出快速的上升趋势，见图 1 - 2。

2012 年党的十八大报告根据我国经济社会发展实际和新的阶段性特征，在党的十六大、十七大确立的"全面建设小康社会"目标的基础上，进一步提出要到 2020 年"全面建成小康社会"。为了实现"全面建成小康社会"的目标，2016 年 8 月 19 日习近平总书记在全国卫生与健康大会上指出，"没有全民健康，就没有全面小康"，"要把人民健康放在优先发展的战略地位"③，2016 年 10 月 25 日中共中央、国务院审议通过了《健康中国 2030 年规划纲要》，党的十九大报告指出，中国特色社会主义进入新时代，我国社会主要矛盾已经转化为人民日益增

---

① 马凯：《中国为经济增长付出的资源环境代价过大》，《民营经济报》2007 年 6 月 28 日第 B02 版。

② 张寒冰等：《我国农村慢性病患病率的调查与分析》，《山西职工医学院学报》2016 年第 1 期。

③ 《习近平谈治国理政》第 2 卷，外文出版社 2017 年版，第 370 页。

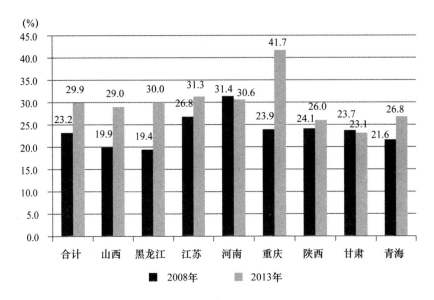

图1-2 中国农村慢性病发病率的变动趋势

长的美好生活需要和不平衡不充分的发展之间的矛盾，健康是美好生活的最基本条件，因此，要把人民健康放在优先发展的战略地位，整合健康资源、健康产业，建设人人共建共享的健康中国。[1]

无论是全面建成小康社会，还是全面推进健康中国战略，最为根本的任务是治理人们面临的"健康风险"，而医疗保险制度是一种有效的治理"健康风险"的政策工具。但是，现有的医疗保险制度是一种"被动"的制度安排，因为现有的医疗保险制度是以"治疗为中心"的制度安排，难以适应以"预防为中心"的"健康中国"战略的内在要求。同时，健康风险模式的转型，也需要"积极的"医疗保险制度作为支撑。随着人口老龄化的加速发展和疾病谱的快速变化，人们面临的"健康风险"模式已由过去的"烈性传染病时代"过渡到现代的"慢性病时代"（唐均，2016）。中国目前的慢性病患者已经接近3亿人，未

---

[1] 韩喜平、孙小杰：《全面实施健康中国战略》，《前线》2018年第12期。

来 20 年里，40 岁以上人群中，慢性病患者人数将增长 2—3 倍（World Bank，2011）。因此，考察医疗保险对农村老年人健康风险的影响效应，揭示医疗保险影响农村老年人健康风险的内在机理，对于建立健全"积极的"医疗保险制度具有重要的现实意义。

二 研究意义

本课题的研究意义，体现在理论价值和应用价值两个方面：

第一，本课题的理论意义主要体现在两个方面：一是从农村老年人大病发生率（健康损失概率）、灾难性卫生支出发生率（健康损失程度）和农村老年人疾病风险态度（健康风险安全保障预期）三个方面，构建农村老年人健康风险度量指标（主观与客观指标），全面系统评估农村医疗保险制度的实施效果，拓展了农村医疗保险制度实施效果研究的理论视野；二是不仅分析是否参加农村医疗保险对农村老年人健康风险的影响，还从农村医疗保险制度的内部结构（补偿机制、支付方式等）入手，揭示农村医疗保险制度影响农村老年人健康风险的内在机理，拓宽了农村医疗保险制度实施效果研究的范围和领域，推进了这一问题的理论研究深度。

第二，本课题的现实意义在于，中国当前的医疗保险制度改革，面临三大背景和挑战：一是人口老龄化加速发展；二是疾病谱快速转变；三是建设"健康中国"战略方案全面推进。三大背景对深化医疗保险改革的共同要求是改变医疗保险制度"被动地"为居民医药费支出买单的局面，建立"积极的"医疗保险制度。因此，考察农村医疗保险制度对农村老年人健康风险的影响效应，揭示农村医疗保险制度影响农村老年人健康风险的内在机理，具有重要的现实指导价值，其现实意义具体体现在两个方面：一是有助于对农村医疗保险制度进行针对性改革，为建立健全城乡居民医疗保险制度提供经验证据；二是"积极的"医疗保险制度的建立，为建设"健康中国"战略的顺利推进提供制度基础。

第二节　国内外研究现状述评

农村医疗保险对农村老年人健康风险的影响效应，表面上看是分析医疗保险与健康风险之间的相关关系问题，而实质上则是从结果的角度对农村医疗保险制度的建设效果进行评价。因此，关于农村医疗保险对农村老年人健康风险影响效应研究的文献回顾，可以从农村医疗保险制度为广大农村老年人带来了哪些方面的积极影响、农村医疗保险制度对农村老年人健康风险的影响机制是什么以及如何进一步提高农村医疗保险制度对农村老年人健康风险的积极影响这三个大的方面，对已有的相关文献进行系统归纳和分析。

一　医疗保险对农村老年人健康风险的影响效应

根据已有文献对农村医疗保险制度对农村老年人健康风险影响效应的分类情况来看，农村医疗保险制度对农村老年人健康风险的影响效应，可以划分为经济效应、健康效应和心理效应三个方面（王红漫等[①]，2006；樊丽明等[②]，2009；郑风田等[③]，2010；俞彤、张曙光[④]，2010；程令国、张晔[⑤]，2012；于倩倩等[⑥]，2012；于长永[⑦]，2016）。

[①]　王红漫等：《新型农村合作医疗参与、满意度及持续性的影响因素分析》，《中国人口科学》2006年第5期。

[②]　樊丽明、解垩、尹琳：《农村老年人参与新型农村合作医疗及满意度分析——245户农户的调查》，《山东大学学报》（哲学社会科学版）2009年第1期。

[③]　郑风田、阮荣平、刘力：《风险、社会保障与农村宗教信仰》，《经济学（季刊）》2010年第3期。

[④]　俞彤、张曙光：《参合农村老年人对新型农村合作医疗制度满意度及其相关影响因素实证研究》，《软科学》2010年第2期。

[⑤]　程令国、张晔：《"农村医疗保险制度"：经济绩效还是健康绩效?》，《经济研究》2012年第1期。

[⑥]　于倩倩等：《农村医疗保险制度下农村老年人就医积极性的影响因素分析》，《医学与哲学》（人文社会医学版）2011年第11期。

[⑦]　于长永：《新型农村合作医疗对农村老年人疾病风险态度的影响》，《人口学刊》2016年第2期。

（一）农村医疗保险制度的经济效应

农村医疗保险制度的经济效益，具体体现在农村医疗保险制度对农村老年人"大病支出"的保障作用和"因病致贫，因病返贫"问题的缓解效果。从大量文献的经验研究结果表明，农村医疗保险制度对缓解农村老年人"大病支出"和"因病致贫，因病返贫"问题方面，所起到的作用是较为有限的（孟翠莲[1]，2008；Yip & Hsiao[2]，2009；You & Kobayashi[3]，2009；吴联灿、申曙光[4]，2010；宁满秀等[5]，2010；Sun et al.[6]，2010）。究其原因，主要集中在两个方面：一是农村医疗保险制度并没有明显降低农村老年人"大病支出发生率"，二是也没有明显起到缓解农村老年人"因病致贫，因病返贫"的效果。

关于农村医疗保险制度对农村老年人"大病支出发生率"的影响。Sun et al.（2009）对山东省临沂市的农户调查分析显示，参加农村医疗保险制度后，农户的大病支出发生率出现了一定的下降，但是这种效果仅仅使得农户大病支出的发生率从 2004 年的 8.98% 下降到 8.25% 左右，下降幅度极为有限。[7] Shi et al.（2010）利用河北、陕西和内蒙古

---

[1] 孟翠莲：《关于山东省新型农村合作医疗试点情况的调查报告》，《财政研究》2006 年第 8 页。

[2] Yip, W. and W. C. Hsiao, "Non-Evidence-Based Policy：How Effective is China's New Cooperative Medical Scheme in Reducing Medical Impoverishment?", *Social Science and Medicine*, Vol. 12, No. 2, December 2009, pp. 201 – 209.

[3] You, X. and Y. Kobayashi, "The New Cooperative Medical Scheme in China", *Health Policy*, Vol. 6, No. 1, January 2009, pp. 1 – 9.

[4] 吴联灿、申曙光：《新型农村合作医疗制度对农村老年人健康影响的实证研究》，《保险研究》2010 年第 6 期。

[5] 宁满秀、谭晓婷、谢青青：《我国新型农村合作医疗制度的可持续性发展研究：基于农户参合行为的实证分析》，《农业技术经济》2010 年第 8 期。

[6] Sun, X., A. C. Sleigh, G. A. Carmichael and S. Jackson。"Health Payment-induced Poverty under China's New Cooperative Medical Scheme in Rural Area of ShanDong Province", *Health Policy and Planning*, Vol. 5, No. 5, May 2010, pp. 419 – 426.

[7] Sun, X., S. Jackson, G. A. Carmichael and A. C. Sleigh, "Catastrophic Medical Payment and Financial Protection in Rural China：Evidence from the New Cooperative Medical Scheme in Shandong Province", *Health Economics*, Vol. 1, No. 1, January 2009, pp. 103 – 119.

的调查数据分析表明，农村医疗保险制度对农村老年人医疗费用补偿之后，参加农村医疗保险制度的农村老年人的大病支出发生率仅从14.3%下降到12.9%，因病致贫率从8.2%下降到7.6%。① 贺晓娟等（2012）利用中国营养与健康调查数据（CHNS）的分析结果同样显示，农村医疗保险制度对缓解农村老年人"因病致贫"起到了一定作用，但并没有达到预期效果。②

关于农村医疗保险制度对农村老年人"因病致贫，因病返贫"问题的影响。已有的经验研究表明，农村医疗保险制度不仅没有显著缓解农村老年人的医疗费负担，也没有显著缓解农村老年人的"因病致贫，因病返贫"问题。例如，Wagstaff et al.（2007）基于2003年和2005年12个省的调查数据研究发现，没有证据证明农村医疗保险制度可以有效降低农村老年人的自付医疗费用和他们面临的灾难性医疗费用支出发生率。③ 再如，Lei & Lin（2009）基于中国健康营养调查（CHNS）2004年、2006年和2009年连续三年的调查数据分析发现，参加农村医疗保险制度之后，农村老年人的实际医疗费用支出并没有出现显著地下降。④

（二）农村医疗保险制度的健康效应

农村医疗保险制度的健康效应，主要体现在农村医疗保险制度对改善农村老年人的健康状况、提高农村老年人健康水平的实际效果，从已

---

① Shi, W. , V. Chongsuvivatwong, A. Geater, J. Zhang, H. Zhang and D. Brombal, "The Influence of the Rural Health Security Schemes on Health Utilization and Household Impoverishment in Rural China: Data from a Household Survey of Western and Central China", *International Journal for Equity in Health*, Vol. 5, No. 5, May 2010, pp. 614 – 615.

② 贺晓娟、陈在余、马爱霞：《新型农村合作医疗缓解因病致贫的效果分析》，《安徽农业大学学报》（社会科学版）2012年第5期。

③ Wagstaff A. , Lindelow M. , Gao J. , Xu L. , Qian J. , "Extending Health Insurance to the Rural Population: An Impact Evaluation of China New Cooperative Medical Scheme", *Journal of Health Economics*, Vol. 28, No. 1, January 2009, pp. 1 – 19.

④ Lei, X. and W. Lin, "The New Cooperative Medical Scheme in Rural China: Does More Coverage Mean More Service and Better Health?", *Health Economics*, December 18, 2009, pp. 25 – 46.

有的经验研究证据来看，农村医疗保险制度在这两个方面所起到的具体作用是具有争议性的。例如，王翌秋、雷晓燕（2011）利用中国健康和营养调查（CHNS）2000 年和 2006 年数据分析发现，农村医疗保险制度显著地促进了农村老年人健康状况的自我评价。[①] 再如，程令国、张晔（2012）利用中国老年健康影响因素跟踪调查（CLHLS）2005 年和 2008 年两期的调查数据分析结果显示，农村医疗保险制度显著提高了农村老年人的健康水平。[②] 又如，李湘君等（2012）的研究表明，农村医疗保险制度提高了参加农村医疗保险制度的农村老年人的健康水平。[③]

但也有学者的研究结果显示，农村医疗保险制度并没有显著改善农村老年人的健康状况。例如，王兰芳等（2007）基于江苏省的调查数据分析发现：农村医疗保险制度对减轻农村老年人医疗费支出、增进农村老年人健康状况的作用并不明显。[④] 再如，Lei & Lin（2009）采用中国健康和营养调查 2004 年、2006 年和 2009 年连续三年的调查数据，使用"自评健康"和"过去四周内生病或受伤次数"两个指标，综合考察了农村医疗保险制度的健康绩效，但是并未发现农村医疗保险制度能显著改善参加农村医疗保险制度者的健康状况。[⑤]

（三）农村医疗保险制度的心理效应

农村医疗保险制度的心理效应，体现在五个方面：一是农村老年人对农村医疗保险制度的满意度；二是农村老年人对农村医疗保险制度的

　　[①]　王翌秋、雷晓燕：《中国农村老年人的医疗消费与健康状况：农村医疗保险制度带来的变化》，《南京农业大学学报》（社会科学版）2011 年第 2 期。

　　[②]　程令国、张晔：《"农村医疗保险制度"：经济绩效还是健康绩效?》，《经济研究》2012 年第 1 期。

　　[③]　李湘君、王中华、林振平：《新型农村合作医疗对农村老年人就医行为及健康的影响》，《世界经济文汇》2012 年第 6 期。

　　[④]　王兰芳、孟令杰、徐芳：《新型农村合作医疗对农村老年人影响的实证研究》，《农业经济问题》2007 年第 7 期。

　　[⑤]　Lei, X. and W. Lin, "The New Cooperative Medical Scheme in Rural China: Does More Coverage Mean More Service and Better Health?", *Health Economics*, December 18, 2009, pp. 25 – 46.

参与意愿；三是农村老年人对农村医疗保险制度的福利认同及其影响因素；四是农村医疗保险制度对农村老年人信教行为的影响；五是农村医疗保险制度对农村老年人健康风险安全保障预期的影响方向与影响程度。从已有的研究文献回顾来看，当前关于农村医疗保险制度心理效应的研究成果，主要集中在满意度方面，而对其他四个方面的理论与实证研究还较为欠缺。

第一，农村老年人对农村医疗保险制度的满意度。王红漫等（2006）利用二元 Logistic 模型，分析了农村老年人参与农村医疗保险制度的意愿及其对农村医疗保险制度是否满意的影响因素，认为年龄、看病费用、农村老年人对农村医疗保险制度的知晓程度、对医药费报销情况的满意度及主观期望共付率都会使农村老年人倾向于对农村医疗保险制度感到满意。[①] 樊丽明等（2009）运用 Logistic 模型，分析了农村老年人对农村医疗保险与医疗服务是否感到满意的问题，认为农村老年人大体上对农村医疗保险制度感到满意，但这种满意更多的是带有对重新恢复医疗保险制度认同的特征，是对农村医疗保险制度供给的"量"的满意而非"质"的满意。周旭亮、石绍宾（2009）利用 Logistic 模型分析了农村老年人对农村医疗保险制度医疗费用报销政策是否满意的影响因素。调查研究结果显示，农村老年人对农村医疗保险制度医疗费用报销政策的满意度较低，远低于他们对农村医疗保险制度的总体满意度；农村医疗保险制度医疗费用报销政策的满意度与该制度的报销比例、报销手续呈显著正相关，与是否参加其他健康保险、当年家庭医疗费开销、个人期望筹资金额呈显著负相关。俞彤、张曙光（2010）以美国顾客满意度指数（ACSI）模型为基础，分析了农村老年人对农村医疗保险制度的满意度及其影响因素，认为农村老年人的医疗费用水平、经办机构对

---

① 王红漫等：《新型农村合作医疗参与、满意度及持续性的影响因素分析》，《中国人口科学》2006 年第 5 期。

农村医疗保险制度的宣传力度、医疗技术水平、制度缴费方式等是影响参与农村医疗保险制度的农村老年人满意度的主要因素。

第二,农村老年人对农村医疗保险制度的参与意愿。作为一种自愿参加的医疗保险制度,农村老年人的参与意愿对于农村医疗保险制度的健康发展和制度扩面起到至关重要的作用。杨文选、杨艳（2007）对陕西省旬阳县的调查结果显示,虽然旬阳县 2005 年和 2006 年的参与率都在 90% 以上,但是这样的参与率主要是通过行政手段来实现的,农村老年人的实际参与意愿可能并不高,农村老年人内心对农村医疗保险制度还处于观望状态,农村老年人的认可程度、信任程度和参与热情都还不高。① 一些欠发达地区的调查数据表明,农村老年人的参与意愿较低,但是参合率呈现出快速增长趋势,例如孙建娥、殷智（2011）对湖南省安化县的调查结果显示,安化县在农村医疗保险制度试点初期,参加农村医疗保险的比率只有 55% 左右,从 2007 年到 2008 年一年的时间农村老年人的参保率从 55.8% 快速增长到 78.5%,一年的时间参保率增长了近 25%,这也在一定程度上说明农村医疗保险制度对农村老年人的吸引力。②

第三,农村老年人对农村医疗保险制度的福利认同。农村医疗保险制度,虽然称之为社会医疗保险制度,但是由于农村老年人的个人缴费很少,而财政对农村老年人的缴费补贴占到了整个缴费规模的三分之二以上,因此,农村医疗保险制度具有明显的福利性特点。因此,从福利认同的角度来分析农村医疗保险制度的建设效果,是较为合理的。但是,从已有的研究文献来看,从福利认同的角度来分析农村医疗保险制度的建设效果的文献还比较少见。张琴、赵丙奇（2009）也只是指出了农村医疗保险制度的福利性特点,认为农村医疗保险制度以财政投入

---

① 杨文选、杨艳:《新型农村合作医疗应重视农村老年人的参与意愿——以陕西省旬阳县为例》,《农业经济问题》2007 年第 8 期。

② 孙建娥、殷智:《欠发达地区新型农村合作医疗制度设计与农村老年人的参与意愿研究——以湖南省安化县为例》,《湖南师范大学社会科学学报》2011 年第 1 期。

为主以及"大病统筹，兼顾小病补偿"的制度模式，是一种"福利—风险型"保障模式。① 于长永（2012）基于 2009 年中部四省 12 个县的调查数据，利用 ordinal Logistic 模型，实证分析了农村老年人对新型农村合作医疗的福利认同及其影响因素。研究发现，新型农村合作医疗的福利性得到了大多数农村老年人的认同，但其福利性并没有得到充分体现。居住区自然环境、医药费报销总额、医药费负担减轻程度、健康状况改善程度和"应住院未住院"5 个因素，显著影响农村老年人对新型农村合作医疗的福利认同。即居住在平原地区、医药费报销总额越多、医药费负担减轻程度和健康状况改善程度越明显以及"应住院未住院"问题解决得越好的农村老年人越倾向于对新型农村合作医疗的福利性有较高程度的认同。②

第四，农村医疗保险制度对农村老年人宗教信仰行为的影响。在农村医疗保险制度全面推广之前，农村老年人的宗教信仰行为有一个很重要的诱致因素，即重大疾病风险的影响。相当一部分农村老年人尤其是农村老年人信仰宗教的一个重要原因是为了应对疾病风险，因此，农村医疗保险制度对农村老年人宗教信仰行为的影响，在一定程度也反映了该制度的建设绩效。郑风田等（2010）遵循理性选择研究范式，分析了农村社会保障与农村信教行为之间的关系。研究结果表明，农村社会保障水平对宗教信仰有显著影响，农村医疗保险制度的全面推开能够有效地降低农村宗教信仰的增长速度。③

第五，农村医疗保险制度对农村老年人心理预期的影响。温家宝总理曾经说过，信心比黄金更重要。然而，比信心更重要的是有一个稳定

---

① 张琴、赵丙奇：《新型农村合作医疗制度"福利—风险型"模式的绩效分析——基于浙江省鄞州的实证研究》，《经济体制改革》2009 年第 2 期。

② 于长永：《农村老年人对新型农村合作医疗的福利认同及其影响因素》，《中国农村经济》2012 年第 4 期。

③ 郑风田、阮荣平、刘力：《风险、社会保障与农村宗教信仰》，《经济学（季刊）》2010 年第 3 期。

的安全保障预期。因此，农村医疗保险制度建立之后，农村老年人是否对未来有一个稳定的疾病风险的安全保障预期，也是农村医疗保险制度建设效果的具体反映。于倩倩等（2012）通过对山东省的调查研究结果显示，农村医疗保险制度让60%的农村老年人从心理上感觉在面临疾病风险时有了保障。[①] 于长永（2016）利用2012年全国10个省份1000余位农村老年人的调查数据分析发现，在有农村医疗保险制度提供的健康保障的情况下，仍然有近60%的农村老年人对疾病风险持担心态度，农村医疗保险制度还没有为大多数农村老年人提供稳定的健康安全保障预期。农村医疗保险制度对农村老年人疾病风险态度的显著影响体现在补偿机制合理性、政策目标实现和农村老年人就医问题缓解情况等多个方面。其中，医药费负担减轻、报销手续繁简两个自变量对农村老年人疾病风险态度有显著的负向影响，补偿范围大小、医疗条件改善、健康意识提高、看病积极性提高、应就诊未就诊、应住院未住院和因病致贫问题七个自变量对农村老年人疾病风险态度有显著的正向影响。[②]

二　医疗保险对农村老年人健康风险的影响机制

农村医疗保险制度对农村老年人健康风险的影响机制，主要通过三种渠道来实现：一是农村医疗保险制度改变农村老年人的健康行为；二是农村医疗保险制度改善农村医疗服务可及性；三是农村医疗保险制度分担农村老年人的经济负担。

（一）农村医疗保险改变农村老年人的健康行为

农村老年人的健康行为包括健康意识、看病积极性和就医行为等多个方面。徐蓉等（2009）的研究结果表明，农村医疗保险制度实施以

---

① 于倩倩等：《整合视角下农村医疗保险制度对参合农村老年人的影响评估研究——以山东省为例》，《医学与哲学》2012年第6期。

② 于长永：《新型农村合作医疗对农村老年人疾病风险态度的影响》，《人口学刊》2016年第2期。

后，61.3%的农村老年人认为群众健康意识提高了，农村医疗保险制度对农村老年人就医行为模式有一定的促进作用，参加农村医疗保险制度以后，分别有19.0%、37.9%的农村老年人认为看病的积极性有明显提高或有些提高。在农村医疗保险制度实施前，"应就诊未就诊"和"应住院未住院"问题比较突出。调查研究结果表明：在农村"应就诊未就诊"病人占病人总数的33%，"病未愈求出院"病人占45%。这是农村老年人"小病拖成大病，大病拖成重病"的重要原因。农村医疗保险制度实施后这一状况得到了有效改善。如王卫忠（2008）的研究结果表明，农村医疗保险制度在降低农村老年人未住院率方面效果明显。[①] 王新军、郑超（2014）的研究表明，农村医疗保险制度提高了老年人及时就医的概率。[②]

（二）农村医疗保险改善农村医疗服务可及性

改善农村医疗服务可及性，是很多国家消除城乡居民健康差异的主要做法（李华、俞卫，2013）[③]，这一作用的发挥不限于建立医疗机构，而医生诊疗水平、特殊设备和诊疗方式得到有效改善至关重要，同时改善公共卫生服务既可以改善医疗服务可及性，还可以改善生活环境（K. P. Derose et al.，2011）[④]，进而起到改善居民健康状况的作用。美国的实践表明，改善穷人的医疗服务可及性，显著增加了他们的看病次数（R. Andersen，1978）[⑤]，但在没有专科医生很好衔接的情况下，穷人不

---

① 王卫忠：《实施新型农村合作医疗前后农村居民卫生服务利用公平性比较研究》，《中国卫生事业管理》2008年第2期。

② 王新军、郑超：《医疗保险对老年人医疗支出与健康的影响》，《财经研究》2014年第12期。

③ 李华、俞卫：《政府卫生支出对中国农村居民健康的影响》，《中国社会科学》2013年第10期。

④ K. P. Derose, C. R. Gresenz and J. S. Ringel, "Understanding Disparities in Health Care Access and Reducing Them through a Focus on Public Health", *Health Affairs*, Vol. 30, No. 10, October 2011, pp. 1844 – 1851.

⑤ R. Andersen, "Health Status Indices and Access to Medical Care", *American Journal of Public Health*, Vol. 68, No. 5, May 1978, pp. 458 – 463.

容易获得专科医疗服务（G. Bevan & J. Charlton[1]，1987；N. L. Cook et al[2]，2007）。也有研究表明，医疗服务可及性改善，可以提高医疗服务利用，但是并没有显著改善居民的健康状况（P. K. Diehr et al. [3]，1979）。范涛（2012）的研究显示，医疗保险制度改善了农村老年人的医疗服务可及性，对降低农村老年人健康风险起到间接作用。

（三）农村医疗保险分担农村老年人的疾病经济负担

Newhouse，et al.（1980）通过计量模型，估计了对医疗保险制度起付线变化引起医疗服务需求的反映，研究表明：医疗保险制度起付线的增加将显著降低农村老年人的医疗服务需求。Keeler，E. B. and J. E. Rolph（1988）估计了医疗保险共付比例的变化对医疗服务及医疗费用的影响，他们认为医疗保险制度的医药费报销比例达到75%是一种比较合理的标准。从目前来看，农村医疗保险制度的实际补偿比例并不高，平均只有30%左右（胡善联[4]，2004；郭景平等[5]，2008；易红梅等[6]，2011；于长永[7]，2012）。对于一个覆盖范围很广的医疗保障系统的国家来说，很可能因为实际补偿比太低而面临灾难性卫生支出大量发生的情况（Xu Ke，et al. 2003）。田沙沙（2011）认为，补偿比例过低、自付比例过高和封顶线过低的给付结构，不仅有可能导致医疗服务利用率下降，还有可能导致穷人补贴富人的现象，加剧了医疗资源配置

---

① G. Bevan and J. Charlton，"Making Access to Health Care More Equal：The Role of General Medical Services"，*British Medical Journal*，Vol. 295，No. 6，June 1987，pp. 764 – 767.

② N. L. Cook and L. S. Hicks et al. ，"Access to Specialty Care and Medical Services in Community Health Centers"，*Health Affairs*，Vol. 26，No. 5，May 2007，pp. 1459 – 1468.

③ P. K. Diehr and W. C. Richardson et al. ，"Increased Access to Medical Care：The Impact on Health"，*Medical Care*，Vol. 17，No. 10，October 1979，pp. 989 – 999.

④ 胡善联：《全国新型农村合作医疗制度的筹资运行状况》，《中国卫生经济》2004 年第9 期。

⑤ 郭景平、宋月萍、谭琳：《关于我国新型农村合作医疗制度的若干思考》，《天津社会科学》2008 年第6 期。

⑥ 易红梅等：《新型农村合作医疗：农村老年人认知与受益调查》，《人口学刊》2011 年第1 期。

⑦ 于长永：《新型农村合作医疗制度建设绩效评价》，《统计研究》2012 年第4 期。

的不公平。[①]

三 国内外研究现状简要评价

已有研究丰富而又重要，为全面认识农村医疗保险制度的实施效果提供了重要依据，也为本研究提供了重要基础，但存在的不足之处是：

（一）鲜有从农村老年人健康风险角度审视农村医疗保险制度的实施效果

健康风险是评价农村医疗保险制度实施效果的重要视角，因为农村医疗保险制度建设的直接目的是减轻农村老年人医疗费负担，其终极目的应是为农村老年人提供稳定的健康风险安全保障预期，降低农村老年人对疾病风险的恐惧。从更积极的意义上来看，农村医疗保险制度应该起到预防疾病风险的效果。因此，农村医疗保险制度对农村老年人大病发生率（健康损失概率）、灾难性卫生支出发生率（健康损失程度）和农村老年人疾病风险态度（健康风险安全保障预期）的影响，是全面系统审视农村医疗保险制度建设效果的重要视角。尽管大量研究涉及健康风险视角，但大多不是考察农村医疗保险制度的实施效果，而是分析健康风险对居民资源配置与消费的影响（罗楚亮[②]，2007；丁继红等[③]，2013）。

（二）鲜有分析农村医疗保险制度的内部结构对农村老年人健康风险的影响

大量研究主要关注是否参加医疗保险对农村老年人健康风险的影响，而较少考虑农村医疗保险制度的内部结构（补偿机制、支付结构等，补偿机制又包括补偿范围大小、补偿比例高低、起付线和封顶线高

---

① 田沙沙：《新型农村合作医疗制度实施的农村老年人满意度调查报告》，《改革与开放》2011 年第 10 期。

② 罗楚亮：《健康风险、医疗保障与农村家庭内部资源配置》，《中国人口科学》2007 年第 2 期。

③ 丁继红、应美玲、杜在超：《我国农村家庭消费行为研究——基于健康风险与医疗保障视角的分析》，《金融研究》2013 年第 10 期。

低、补偿手续繁简、补偿公平性高低等）对农村老年人健康风险的影响。在"全民医保"已经实现和基本医疗保险制度进入"体制机制改革阶段"背景下，分析农村医疗保险制度的内部结构对农村老年人健康风险的影响，更具有政策参考价值。

（三）鲜有分析农村医疗保险制度影响农村老年人健康风险的内在机理

农村医疗保险制度不仅"被动地"为农村老年人的医药费支出买单，还"积极地"为农村老年人提供免费体检、健康咨询以及改善医疗条件等，这对农村老年人健康风险带来了什么样的影响呢？农村医疗保险制度的补偿机制、支付方式对农村老年人健康风险的影响机理是什么，即有什么样的影响，影响程度有多大，影响路径是什么等。已有研究并没有给我们展现清晰的画面。但是，只有科学回答这些问题，才能够对农村医疗保险制度进行针对性改革，并为建立健全城乡居民医疗保险制度提供经验证据。

第三节　研究目标、内容、方法与技术路线

一　研究目标

本课题借鉴健康经济学、农村社会学、公共管理学和公共政策学的基本理论和分析框架，构建农村医疗保险制度影响农村老年人健康风险的理论框架，利用全国大型微观调查数据（中国家庭追踪调查，CFPS）以及本校社会保障研究所于2016年进行的"农村劳动与社会保障建设现状与问题"调查数据，实证考察农村医疗保险制度对农村老年人健康风险的影响效应，揭示农村医疗保险制度对农村老年人健康风险的影响机理，为建立"积极的"城乡居民医疗保险制度，提供经验证据。具体目标如下：

1. 构建包括主观与客观因素在内的农村医疗保险制度影响农村老

年人健康风险的理论分析框架，考察农村老年人健康风险的现状、特点与动态趋势。

2. 从农村老年人大病发生率、灾难性卫生支出发生率和农村老年人疾病风险态度三个方面，全面系统评价农村医疗保险制度的实施效果。

3. 从农村医疗保险制度的内部结构（补偿机制、支付方式）和农村老年人健康意识、健康行为与就医条件的改变情况几个方面，揭示农村医疗保险制度对农村老年人健康风险的影响机理与传导路径。

4. 基于农村医疗保险制度对农村老年人健康风险的影响效应与影响机理的研究发现及其基本规律，提出建立"积极的"城乡居民医疗保险制度的改革方案与政策建议。

二　研究内容

（一）农村医疗保险制度影响农村老年人健康风险的分析框架

1. 回顾农村医疗保险制度实施效果评价的基本理论与方法。包括：Grossman 健康需求理论、绩效评估理论、反事实评估框架、社会风险管理框架等。

2. 总结风险严重程度、健康风险度量的基本理论与方法。包括：风险理论的内涵分解、风险严重程度度量方法、疾病风险度量方法、灾难性卫生支出度量方法等。

3. 构建包括主观与客观因素在内的农村医疗保险制度影响农村老年人健康风险的分析框架。被解释变量包括主观（农村老年人疾病风险态度）、客观（大病发生率、灾难性卫生支出发生率）；解释变量包括主观（健康意识）、客观（农村医疗保险制度及其补偿机制和支付方式、医疗服务可及性、农村老年人就医行为等）以及农村老年人个体特征、家庭资源禀赋特征等。

（二）农村老年人健康风险的总体情况及基本特征

1. 农村老年人健康风险的度量指标及其选择的依据。包括：农村老年人的大病发生率（反映健康损失概率）、灾难性卫生支出发生率（反映健康损失程度），反映客观风险；农村老年人疾病风险态度，反映主观认知风险。主观与客观两个方面共同反映农村医疗保险制度的综合保障能力。

2. 农村老年人健康风险的现状、特点与动态趋势。包括：农村老年人健康风险的个体差异、群体差异（老年人和非老年人群，低龄、中龄和高龄老年人等）、资源禀赋差异、地区差异（空间异质性）以及动态变动趋势（时间演变）等。

3. 非制度影响因素对农村老年人健康风险的影响效应。包括：个体特征、群体特征、家庭禀赋特征、地区特征以及社区特征等因素对农村老年人健康风险的贡献度，为分析农村医疗保险制度对农村老年人健康风险影响的净效应提供基础。

（三）农村医疗保险制度对农村老年人客观健康风险的影响效应

1. 研究假设的提出、模型构建与指标选取。

2. 全样本综合分析，包括：农村医疗保险制度、个体人口学特征、家庭资源禀赋、健康意识、就医行为、医疗服务可及性等对农村老年人健康风险影响的效应。

3. 分样本实证检验，不同群体之间的异质性分析。包括：不同人群分样本、不同地区分样本、不同收入水平分样本、不同家庭禀赋分样本等之间的差异。

（四）农村医疗保险制度对农村老年人主观健康风险的影响效应

1. 两个逻辑关系的理论分析与认知考察：一是农村医疗保险制度在提高农村老年人健康意识、改善农村老年人医疗服务可及性以及合理引导农村老年人就医行为方面（应就诊未就诊、应住院未住院等）所起到的作用及其与农村老年人健康风险之间的逻辑关系；二是农村医疗保险制度的内部结构（补偿机制、支付方式）与农村老年人健康风险的逻辑关系。

2. 农村医疗保险制度内部结构（补偿机制、补偿方式）对农村老年人主观健康风险（农村老年人大病发生率、灾难性卫生支出发生率、农村老年人疾病风险）的影响效应（包括影响方向与影响程度等）；农村医疗保险制度对农村老年人主观健康风险影响的异质性检验。

3. 在控制农村医疗保险制度变量的情况下，逐步加入农村老年人就医行为（应就诊未就诊、应住院未住院）变量、健康意识变量、医疗服务可及性变量，考察农村医疗保险制度对农村老年人健康风险的影响方向、影响程度的变动趋势，从中分析农村医疗保险制度对农村老年人健康风险产生影响的路径。

（五）居民医疗保险改革方案与对策建议

1. 总结农村医疗保险制度影响农村老年人健康风险的效应与内在规律，归纳农村医疗保险制度影响农村老年人健康意识、就医行为和医疗服务可及性等进而对农村老年人健康风险产生影响的路径。

2. 基于实证研究的基本发现，提出改革完善农村医疗保险制度的政策建议，并为建立"积极的"城乡居民医疗保险制度提供针对性改革方案。

三　研究方法

研究内容一：农村医疗保险制度对农村老年人健康风险影响分析框架。

第一，采用文献分析法，回顾总结国内外已有研究现状，结合建设"健康中国"战略背景以及《"十三五"深化医药卫生体制改革规划》和《"健康中国2030"规划纲要》等政策文件的内在要求，提出本课题的研究目标与任务。

第二，借鉴健康需求理论、公共政策绩效评估理论和风险管理理论，为本课题分析框架的建立提供理论基础。

第三，借鉴反事实评估框架、社会风险管理框架，构建包含主观因素和客观因素在内的农村医疗保险制度对农村老年人健康风险影响的分析框架。

研究内容二：农村老年人健康风险的总体情况及基本特征。

第一，借鉴风险的概念界定，定义健康风险的基本内涵；借鉴风险严重程度的测量方法，即损失发生概率和损失程度，从农村老年人家庭灾难性卫生支出发生率两个方面，界定农村老年人的客观健康风险，反映农村医疗保险制度的参与效应与补偿水平；从农村老年人对疾病风险的态度，界定农村老年人的主观认知风险，反映农村医疗保险制度的综合保障能力。

第二，采用描述性分析法，考察农村老年人健康风险的总体情况。

第三，采用方差分析法（F检验）和交互分析法（卡方检验），分析农村老年人健康风险的人口学特征、地区特征以及动态趋势等。

研究内容三：农村医疗保险制度的综合保障能力评价

第一，利用探索性因子分析方法，从反映医疗保险制度保障能力的13个综合指标中，找出反映医疗保险制度综合保障能力的潜变量，因子分析模型：

$$X_i = a_{i1}f_1 + a_{i2}f_2 + \cdots + a_{im}f_m + u_i \qquad (i = 1, 2, \cdots, k) \qquad (1)$$

其中，X_i 为具有零均值、单位方差的标准化变量；f_m 为公因子，反映变量之间的相关性；u_i 为特殊因子，表示变量不能被 f_m 解释的部分；a_{ij} 为因子载荷，反映第 i 个变量在第 j 个公因子上的负荷，相当于多元回归分析中的标准化系数。（$i = 1, 2, \cdots, k$；$j = 1, 2, \cdots, m$），利用因子值求解公式，求出因子值，找出潜变量，求解公式是：$f_{pi} = \sum_{j=1}^{k} W_{pj}X_{ji}$，其中，$X_{ji}$ 是第 j 个变量在第 i 个案例上的值，W_{pj} 是第 p 个因子和第 j 个变量之间的因子值系数。

第二，根据各个公因子对累计方差贡献的作用，对公因子进行赋权。然后再根据每一个公因子中所蕴含的具体指标以及各个指标的因子载荷，对各个指标进行赋权，各个指标权重以及赋值的乘积累计求和，最终得到农村医疗保险制度的综合保障能力得分，用其反映农村医疗保险制度综合保障能力水平的高低。

研究内容四：医疗保险制度对农村老年人客观健康风险的影响效应。

首先界定医疗保险制度对农村老年人大病发生率和灾难性卫生支出发生率的影响机制。灾难性卫生支出发生率是一个二值因变量，采用二元 Logistic 回归模型。设因变量为 y，取值 1 表示农村老年人家庭发生了灾难性卫生支出，取值 0 表示没有发生灾难性卫生支出。影响 y 的 m 个自变量分别记为 x_1，x_2，$\cdots$，x_m。设农村老年人 Pi 家庭灾难性卫生支出发生的条件概率为 $p(y=1 \mid X)=p_i$，$1-p_i$ 则表示农村老年人 i 灾难性卫生支出没有发生的概率，它们均是由自变量向量 X 构成的非线性函数，其模型表达式如下：

$$p_i = \frac{1}{1+e^{-(\alpha+\sum\limits_{i=1}^{m}\beta i\chi i)}} = \frac{e^{\alpha+\sum\limits_{i=1}^{m}\beta i\chi i}}{1+e^{\alpha+\sum\limits_{i=1}^{m}\beta i\chi i}}, 1-p_i = 1-\frac{e^{\alpha+\sum\limits_{i=1}^{m}\beta i\chi i}}{1+e^{\alpha+\sum\limits_{i=1}^{m}\beta i\chi i}}$$

$$= \frac{1}{1+e^{\alpha+\sum\limits_{i=1}^{m}\beta i\chi i}} \qquad (2)$$

农村老年人家庭灾难性卫生支出发生与没有发生的概率之比 $p_i/1-p_i$ 被称为事件发生比，简写为 Odds。Odds 一定为正值（因为 $0<pi<1$），且没有上界，对 Odds 进行对数变换，得到 Logistic 回归模型的线性表达式为：

$$\text{In}\left(\frac{p_i}{1-p_i}\right) = \alpha + \sum_{i=1}^{m}\beta_i x_i \qquad (3)$$

（2）式和（3）式中，α 为常数项，X 为自变量向量，具体的自变量 x_i 包括农村医疗保险制度及其补偿机制和支付方式，以及个体特征、家庭禀赋、社区特征、地区特征、农村老年人健康行为改变情况、农村老年人医疗服务可及性等，m 为自变量个数，其中 βi 是自变量的系数，表示自变量对农村老年人灾难性卫生支出发生率的影响方向及程度。

研究内容五：农村医疗保险制度对农村老年人主观健康风险的影响效应。

农村老年人的主观健康风险，操作化为"在拥有医疗保险的情况下，您还担心生病看不起病吗？"答案设计为：非常担心、比较担心、一般担心、不太担心和一点儿不担心，是一个多分类有序因变量，采用有序 Probit 回归模型对变量进行处理。设因变量为 Y，$Y=1$，表示农村老年人对疾病风险非常担心；$Y=2$，表示农村老年人对疾病风险比较担心；$Y=3$，表示农村老年人对疾病风险一般担心；$Y=4$，表示农村老年人对疾病风险不太担心；$Y=5$，表示农村老年人对疾病风险一点也不担心。

影响因变量 Y 的 m 个自变量分别记为 x_1，x_2，$\cdots$，x_m。那么，自变量与因变量之间关系的一般表达式，可以记为：

$$Y = \alpha + \beta X \tag{4}$$

P 表示农村老年人对疾病风险不同担心程度的发生概率，那么，P 记为：

$$P(Y \leq i) = P1 + \cdots + Pi \tag{5}$$

农村老年人不同程度对疾病风险表示担心与不担心的概率之比，被称为事件发生比（Odds），记为 $p_i / 1 - p_i$，其数学表达式为：

$$\text{Odds}(Y \leq i) = \frac{P(Y \leq i)}{1 - P(Y \leq i)} = \frac{P1 + \cdots + Pi}{Pi + 1 + \cdots + Pk + 1} \tag{6}$$

对 Odds 进行对数变换，则得到 Probit 回归模型的线性表达式：

$$\text{Ln}\left(\frac{P(Y \leq i)}{1 - P(Y \leq i)}\right) = \alpha + \sum_{i=1}^{m} \beta i x i \tag{7}$$

上述（4）—（7）式中，α 为常数项，X 为自变量向量，具体的自变量 x_i 包括农村医疗保险制度及其补偿机制和支付方式，以及个体特征、家庭禀赋、社区特征、地区特征、农村老年人健康行为改变情况、农村老年人医疗服务可及性等，m 为自变量的个数。β_i 是自变量的系数，反映不同自变量对农村老年人对疾病风险担心度的影响方向及程度。将（8）式两边同时取对数，自变量回归系数 β_i 转换为 e^{β_i}，e^{β_i} 解释为自变量每变化 1 个单位所引起的对因变量影响的优势比的变化倍数。

研究内容六：医疗保险制度改革的方案与对策建议。

首先，采用归纳法，归纳总结农村医疗保险制度影响农村老年人健康风险的效应与内在规律以及农村医疗保险制度通过影响农村老年人健康行为和医疗服务可及性等对健康风险影响的传导路径。其次，采用专家咨询与反馈法，对课题组提出的医疗保险改革方案与对策建议，进行多次反复讨论形成最终改革方案与政策建议。

四 技术路线

研究的逻辑起点：治理农村老年人健康风险是建设"健康中国"的重要任务，农村医疗保险制度是治理农村老年人健康风险的重要工具。有效发挥农村医疗保险制度对农村老年人健康风险的治理功能，关键不在于农村老年人是否参加农村医疗保险制度，而在于农村医疗保险制度的内部结构（补偿机制和支付方式）。同时，在居民健康风险模式转型背景下，农村医疗保险制度不能仅仅被动地为农村老年人的医药费支出买单，而应该积极引导农村老年人的健康行为，以防疾病风险发生。考察农村医疗保险制度对农村老年人健康风险的影响效应，揭示农村医疗保险制度对农村老年人健康风险的影响机制，是深化医疗保险体制机制改革的重要前提和基础，也是建立"积极的"城乡医疗保险制度的重要条件。

研究的总体思路：回顾文献、提出研究问题和目标→构建农村医疗保险制度影响农村老年人健康风险的理论分析框架→明确研究内容与研究方案→设计调查问卷和获取调查数据→实证研究和规律总结→提出医疗保险改革的政策建议。

技术路线如图 1-3 所示。

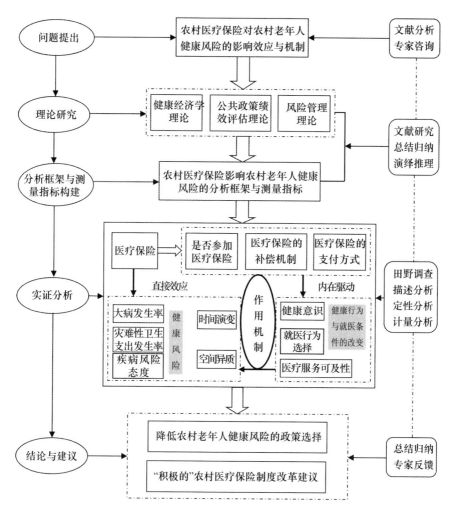

图 1 - 3　本课题研究的技术路线

第四节　创新点与不足之处

一　创新之处

鉴于已有研究存在的不足以及新时期改革完善城乡居民基本医疗保险制度的现实需要，本课题的贡献体现在以下三个方面：

（一）研究视野上的新突破

农村医疗保险制度是农村老年人健康的"保护伞"，规避农村老年人的健康风险是农村医疗保险制度的天然使命。从健康风险而不是从疾病的角度来审视农村医疗保险制度的实施效果，拓展了已有研究的理论视野。健康风险的测量是多维度的（何兴强、史卫[①]，2014），本课题从客观角度——农村老年人大病发生率（健康损失概率）、灾难性卫生支出发生率（健康损失程度）和主观角度——农村老年人疾病风险态度（健康风险安全保障预期），构建健康风险的度量指标，系统全面地审视农村医疗保险制度的实施效果。

（二）研究内容上的新扩展

降低农村老年人健康风险的关键，不在于农村老年人是否参加农村医疗保险制度，而在于农村老年人所参加的农村医疗保险制度的综合保障能力。在基金筹资规模一定的情况下，农村医疗保险制度保障能力的决定因素是补偿机制（包括起付线、封顶线高低、共付比例多少、补偿范围大小、补偿公平性高低等）和支付方式（包括按人头付费、按病种付费、按服务项目付费、总额预付等），也即是农村医疗保险制度的内部结构，然而已有研究较少关注这一点。本课题将在已有研究基础上，深入研究农村医疗保险制度的内部结构对农村老年人健康风险的影响。

（三）研究重点上的新突破

只有全面考察农村医疗保险制度对农村老年人健康风险的影响效应，才能对农村医疗保险制度进行针对性的体制机制改革，也才能建立"积极的"居民基本医疗保险制度。本课题一方面从农村医疗保险制度的内部结构入手，分析农村医疗保险制度的补偿机制对农村老年人健康风险的影响机理；另一方面，从农村老年人健康意识提高情况、健康积

[①] 何兴强、史卫：《健康风险与城镇居民家庭消费》，《经济研究》2014 年第 5 期。

极性提高情况、医疗服务可及性改善情况等入手，分析农村医疗保险制度影响农村老年人健康风险的具体路径。

二　不足之处

本课题的不足之处在于四个方面：一是本研究的数据并不是一个动态跟踪数据，而采用的是截面数据，难以动态反映农村老年人健康风险的变动趋势，也无法准确反映农村医疗保险制度建设的动态效果；二是本研究核心概念，即健康风险的测量并不是采用美国环境总署（EPA）提出的健康风险评价法，而是一种狭义的社会研究方法的测量范式，测量的科学性有待检验；三是本书的分析框架与研究议题的切合性和针对性，有待进一步提炼和完善；四是本研究主要分析了医疗保险制度对农村老年人健康风险的影响效应，而没有对医疗保险对农村老年人健康风险的影响机理做过多探讨，这有待于后续进一步跟踪研究。

第二章 概念界定、理论基础与数据来源

概念界定是课题研究的前提和基础，概念界定并不是把已经非常成熟、没有争议的概念，进行重复性界定，相反，界定的原因在于概念的多元性，如果不对概念进行界定，将会带来概念的歧义和模糊。理论基础是课题研究的理论来源，为课题研究因变量、自变量、控制变量的选取提供依据，为模型估计结果的解释提供基础，为分析框架的构建提供线索，进而增强课题研究的理论深度和现实验证性。分析框架为课题研究提供了清晰的边界，课题所有的分析，都集中于分析框架之内，分析框架之外的任何因素，都不在课题应当分析的范围之内。以健康风险为例，天灾人祸都会影响健康风险，但是这些问题很难通过社会调查的方式进行测量，因此，相对于其他因素而言，天灾人祸就是分析框架之外的因素，不是本课题所要分析的对象，分析框架就为本课题的研究提供了清晰的分析边界。

第一节 概念界定

本课题所要探讨的问题，涵盖以下四个关键概念：一是健康，二是风险，三是健康风险，四是农村医疗保险。这些概念看似非常清晰，实则非常模糊，这是本课题在系统分析核心问题之前为什么要进行概念界

定的关键原因。

一　健康

健康是一个多维度的概念，以人为中心的健康概念有广义和狭义之分。广义的健康概念不仅涵盖了人的身体内部系统以及系统与系统之间关系的协调发展，也涵盖了人的身体与外部自然环境和社会环境之间的和谐共存，是一种机体、生理、心理、精神、关系、环境、道德、心灵、良好的记忆力和社会适应等的整体性健康。狭义的健康概念，既可以指身体健康、心理健康和精神健康问题，也可以具体指某一方面的健康，例如营养均衡程度、社会适应能力、皮肤光泽度、牙齿洁白程度、体重适当性等。

传统的健康观认为"无病即是健康"，现代意义上的健康观涉及生理、心理和道德三大因素，是一种整体性健康观。健康受社会因素和环境因素的影响，是一种个人财富或社会财富的代表（Fuchs[1]，1978；Fuchs[2]，1996）。整体健康的经典诠释源于1974年世界卫生组织世界保健大宪章中的界定，即"健康不仅是身体没有疾病，还在于完整的生理状态、心理状态和良好的社会适应能力"，根据这一概念，世界卫生组织在1978年提出衡量一个人是否健康的十个标准，这十个标准分别是：（1）处事乐观，态度积极，乐于承担任务，不挑剔；（2）善于休息，睡眠良好；（3）应变能力强，能适应各种环境变化；（4）对一般感冒和传染病有一定的抵抗力；（5）体重适当，体态均匀，身体各部位比例协调；（6）眼睛明亮，反应敏锐，眼睑不发炎；（7）牙齿洁白，无缺损，无疼痛感，牙龈正常，无蛀牙；（8）头发光洁，无头屑；

---

① Fuchs V. R. , "The Supply of Surgeons and Demand for Operations", *Journal of Human Resources*, Vol. 13, No. 2, February 1978, pp. 35 – 56.

② Fuchs. V. R. , "Economics, Values, and Health Care Reform", *The American Economic Review*, Vol. 86, No. 1, January 1996, pp. 1 – 24.

（9）肌肤有光泽，有弹性，走路轻松，有活力；（10）足趾活动性好，足弓弹性好，肌肉平衡能力好，脚没有疼痛、没有畸形。[1]

随着人们生活节奏的加快以及人口流动的增加，人们的心理健康日益成为广大学者重点关注的问题。但是，如何界定心理健康却是一个有争议的问题。例如，美国杰何达（M. Jahoda）认为，应该从六个方面来衡量人们的心理健康：（1）对自己的态度；（2）成长、发展或自我实现的方式及程度；（3）主要心理机能的整合程度；（4）自主性或对于各种社会影响的独立程度；（5）对现实知觉的适应性；（6）对环境的控制能力。[2] 再如，第三届国际卫生大会认为，心理健康是指在身体、智力和情感上与他人的心理健康不相矛盾的范围内，将个人心境发展成最佳状态；又如，心理健康是指个体心理在本身及环境条件许可范围内所能达到的最佳功能状态。[3]

社会学领域中的健康概念，往往更多的是指身体健康，主要采用三种方式对健康进行界定和测量。一是自评健康，大多数学者在分析社会资本与老年人健康的关系时，往往把健康界定为被调查对象对自己身体状态的主观评价来反映，即"您觉得您的健康状况怎么样"，并细化为"非常好、比较好、一般、不太好和很不好"五个方面的健康结果。国外学者Poortinga（2006）认为，用自评健康来反映一个人的健康状况虽然存在一定的测量误差，但仍然是一个比较好的测量指标。[4] Yip et. al. (2007) 的研究表明，即使在控制一些疾病状况的情况下，自评健康状况仍然是准确测量客观健康状况的一个有效指标。[5] 二是生活自理能力

① 杨萍、赵曼：《现代健康观对我国医改的启示》，《湖北经济学院学报》2013年第4期。
② 刘华山：《心理健康概念与标准的再认识》，《心理科学》2001年第4期。
③ 刘艳：《关于"心理健康"的概念辨析》，《教育研究与实验》1996年第3期。
④ 转引自薛新东、刘国恩《社会资本决定健康状况吗——来自中国健康与养老追踪调查的证据》，《财贸经济》2012年第8期。
⑤ Yip, W., Subramanian, S. V., Mitchell, A. D., Lee, D. T. S., Wang, J. and Kawachi, I., "Does Social Capital Enhance Health and Well-bing? Evidence from Rural China", *Social Science & Medicine*, Vol. 64, No. 2, February 2007, pp. 35 –49.

（ADL 或 IADL）。其中，ADL 量表询问的事项包括穿衣、洗澡、吃饭、起床/下床、上厕所、控制大小便；IADL 量表询问的事项包括做家务、做饭、去商店买食品杂货、管钱、自己吃药。[①] 三是采用两周患病率。这是衡量身体健康状况的常用指标，一般情况下采用"过去两周内身体是否有不适的感觉"来反映。[②]

通过上述分析不难发现，健康的概念和测量是一个多维度和有争议的概念。本课题所要研究的健康概念不是整体健康观下的广义概念，而是一个非常狭义的健康概念，即传统健康观下的没有疾病的状态。而且本课题在测量健康概念时，并不是单独地研究健康概念本身，而是与疾病所带来的健康损失及其承受能力相关的一个概念，这一点将在健康风险的测量时会更加详细地说明。

二　风险

风险是一个十分古老的话题，自从人类社会诞生以来，每个人都时刻面临着生存的风险。但是风险的概念被人们所熟知，则是 20 世纪 90 年代初，乌尔里希·贝克和安东尼·吉登斯提出"风险社会"（Risk Society）的概念和理论以后的事。尤其是他们的一系列有关风险社会的专著，例如《风险社会：迈向一种新的现代性》（*Risk Society：Towards A New Modernity*）、《风险时代的生态政治》（*Ecological Politics in An Age of Risk*）、《世界主义观》（*Cosmopolitan Vision*）、《风险中的世界》（*World at Risk*）等出版以来[③]，社会各界对风险问题的探讨日益增多。随着人口环境、生活环境、生态环境的不断恶化，人们从风险管理、风险评估、风险分析、财务风险、投资风险、金融风险、风险预警和风险

①　温兴祥：《中老年人生活自理能力的性别差异之谜》，《人口研究》2017 年第 5 期。

②　薛新东：《社会资本与国民健康政策》，《财政研究》2015 年第 11 期。

③　贝克、邓正来、沈国麟：《风险社会与中国——与德国社会学家乌尔里希·贝克的对话》，《社会学研究》2010 年第 5 期。

防控等对多维度风险问题的关注和研究呈现出加速增长的趋势。

以"中国知网"为搜索引擎，以"风险"为搜索关键词，以中文期刊文献为刊发媒介，从1990年到2020年的30年时间里，共有研究文献49.89万篇，风险问题研究文献的动态变动趋势，如图2-1所示。其中，排在前六位的风险问题包括风险管理（3.4万篇）、风险评估（1.7万篇）、财务风险（1.5万篇）、风险分析（1.32万篇）、风险防范（1.29万篇）和风险控制（1.18万篇）。

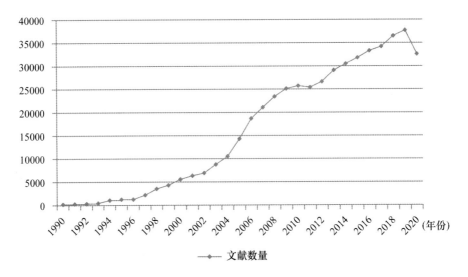

图2-1　风险问题研究文献的增长变动趋势

那么，什么是风险呢？风险的本质是不确定性，包括风险是否发生、什么时候发生以及发生之后带来的损失程度和盈利可能性都是未知的。风险是一个有广义和狭义之分的概念，广义的风险是指既有损失发生，又有盈利可能的不确定性，即广义的风险又称之为投机风险；狭义的风险是指只有损失发生而没有盈利可能的不确定性。[①] 因此，狭义的

_____

① 于长永：《农村老年人养老风险、策略与期望的代际差异》，《农业经济问题》2015年第3期。

风险，又称之为纯粹风险。由于在健康问题研究领域，健康风险不可能有健康盈利的可能，因此，在健康问题研究领域中的风险概念，是一个狭义的风险概念。

值得指出的是，风险的本质是不确定性，但是不确定性与风险并不是一个概念。不确定性是指既不知道损失或盈利事件是否发生，也不知道损失或盈利事件发生的概率。而风险是指不知道损失或盈利事件是否发生，但是知道损失或盈利事件发生的概率。风险与不确定性的关系，可以用一句简单的话来概括：知道概率的不确定性是风险，不知道概率的风险是不确定性。

三 健康风险

与健康风险相关的众多文献主要集中在生态环境破坏而导致的生存风险，如土壤污染、水污染、空气污染、重金属超标、气候变化等导致的健康损失发生的不确定性。并且在对这些因素引起的健康风险时进行测定，往往采用美国环境总署（EPA）提出的健康风险评价模型，在该模型中健康风险是指健康通过呼吸、皮肤接触和口腔摄入而暴露于危险因素的函数。当健康在危险因素中的日均暴露剂量 ADD（Average Daily Dose）大于健康可以承受的最低参考剂量 RFD（Reference Dose）时，则称之为生态环境因素将导致健康风险。日均暴露剂量与参考剂量的比值 HQ 被称之为危险指数，HQ 值越大，说明健康风险越大，反之，则健康风险越小。[①]

在医学社会学研究领域，也曾有不少学者专门研究健康风险及其带来的社会经济影响。例如，罗楚亮（2007）根据重庆市、山西省和甘肃省的调查数据分析了健康风险、医疗保障与农村家庭内部资源配置之

---

① 李星谕等：《华中地区冬季灰霾天气下 PM2.5 中重金属污染特征及健康风险评价：以湖北黄冈为例》，《环境科学》2021 年第 4 期。

间的关系，但是文章中的健康风险，并不是风险意义上的概念，而是从两个维度来谈健康状况：一是健康自评，二是健康对行为能力的影响，并用病伤导致的累计不能干活天数和因病伤卧床天数来表示。[①] 再如，何兴强、史卫（2014）利用 2009 年全国的调查数据分析了健康风险与城镇居民家庭消费之间的关系，但是文章中的健康风险也没有健康损失发生不确定性的含义，而是采用三个指标加以衡量：一是户主对健康的感受，用李克特五级量表来反映；二是户主以外、健康感受"较差"或"非常差"的人数占家庭规模的比例；三是家庭成员中 65 岁及以上老年人数占比。[②]

在卫生经济学领域，高梦滔、姚洋（2005）利用中国 8 个省份 1335 份调查数据分析了健康风险冲击对农户收入的影响，但是文章中的健康风险，也不是严格意义上的风险概念，而是指是否患有大病，由于是否患有大病是一个确定性事件，而风险的本质是不确定性，因此，文章中的健康风险冲击，并不是严格意义上的健康风险。[③] 也有一些学者对健康风险进行理论分析，例如狄金华（2010）分析了健康风险与疾病处理之间的关系[④]，张肖阳（2021）从新陈代谢的角度分析了城市公共健康风险。[⑤] 但是，这些关于健康风险的理论分析也并没有指出健康风险到底指的是什么。

本课题所指的健康风险，是狭义的风险之下的健康风险，是指健康损失发生的不确定性。这里的不确定性，既可以是主观感受方面的健康损失发生的不确定性，也可以是客观现实方面的健康损失发生的不确定

① 罗楚亮：《健康风险、医疗保障与农村家庭内部资源配置》，《中国人口科学》2007 年第 2 期。

② 何兴强、史卫：《健康风险与城镇居民家庭消费》，《经济研究》2014 年第 5 期。

③ 高梦滔、姚洋：《健康风险冲击对农户收入的影响》，《经济研究》2005 年第 12 期。

④ 狄金华：《健康风险与疾病处理：转型期农村老年人就医行为的研究》，《周口师范学院学报》2010 年第 6 期。

⑤ 张肖阳：《城市新陈代谢视角下的城市公共健康风险》，《世界地理研究》2021 年第 2 期。

性。关于健康风险的测量，将在第五章和第六章的内容中，进行详细阐述和分析。

四　农村医疗保险

农村医疗保险是一个有歧义的问题，这首先是因为农村医疗保险制度有"新"与"旧"之分；其次，农村医疗保险制度有"城"与"乡"之别；第三，农村医疗保险制度从试点之初的"城乡有别"走向了"城乡统筹"，是一个不断发展的制度。新中国成立之后，由于经济上一穷二白，又实行"重工业化"的发展战略和"以农补工，以乡补城"的发展策略，农村并没有实行由国家介入的农村医疗保险制度，而是实行了依托于农村人民公社为载体的传统农村合作医疗制度，即"旧"的农村医疗保险制度。尽管传统农村合作医疗制度得到了国内外专家学者的高度肯定，从国内专家学者对传统农村合作医疗制度的评价来看，原卫生部部长崔月犁指出：在农村老年人尚未解决温饱的条件下，能解决看病吃药的难题，这是古今中外前所未有的，是伟大的创举。[1] 再如，中国社会科学院王延中研究员认为，中国计划经济时期的合作医疗，是政府在经济发展水平很低的情况下建立初级医疗保障制度的成功尝试，比政府单纯建立卫生服务提供体系发挥的效果更好。[2]

从国外专家学者对传统农村合作医疗制度的评价来看，联合国妇女儿童基金会在1980—1981年的年报中称：中国的"赤脚医生"模式为落后的农村地区提供了初级护理，为不发达国家提高农村医疗卫生水平提供了样板。[3] 世界银行和世界卫生组织，在20世纪70年代末和80年

---

[1]　丑牛：《"中国合作医疗之父"——覃祥官》，《文史博览》2006年第17期。

[2]　王延中：《合作医疗30年的经验与教训》，《中国卫生政策研究》2008年第2期。

[3]　转引自柯学东《赤脚医生在记忆中复活 赤脚模式值得借鉴》，《广州日报》2006年1月19日。

代初，以山东和四川为考察地点，考察之后对传统农村医疗保险制度的工作成效给予了充分肯定，他们认为农村合作医疗制度是"以最少的投入获得了最大健康收益"的"中国模式"①，是"发展中国家解决卫生经费的唯一典范"②，取得了"举世无双"的成就③，被誉为一次成功的"卫生革命"④。卫生部前部长钱信忠在《中国卫生事业发展与决策》的著作中十分自豪地指出："世界卫生组织前任总干事马勒博士，曾积极向发展中国家推荐中国农村卫生工作经验。"⑤

但是，由于传统农村医疗制度存在的物质基础主要是人民公社的公益金，而1978年党的十一届三中全会的农村经济体制改革，即家庭联产承包责任制普遍推行，传统农村合作医疗制度赖以存在的物质基础被打破，再加上传统合作医疗制度补偿的不公平性等问题，传统农村合作医疗制度迅速解体，到20世纪80年代末，传统农村医疗保险制度的覆盖面已经从20世纪70年代末期的90%下降到覆盖不到5%的生产大队。⑥ 尽管20世纪90年代，国家曾经两次恢复重建农村合作医疗制度，但终因政府投入不足，制度设计缺乏明显的创新，农村合作医疗制度的覆盖面虽然有所扩大，但覆盖面也只有20%左右。

农村老年人"看病难，看病贵"问题的日益凸显以及2003年席卷全国的"非典"疫情，是政府决心再次重建农村合作医疗制度的内在动力，2003年国家正式开始试点新型农村合作医疗制度，即"新"的

---

① 世界银行：《1993年世界发展报告：投资于健康》，中国财政经济出版社1993年版，第210—211页。

② 转引自张自宽《加强对农村医疗保险制度的研究》，《中国农村卫生事业管理》1992年第6期。

③ 世界银行：《1993年世界发展报告：投资于健康》，中国财政经济出版社1993年版，第210—211页。

④ 世界银行：《中国：卫生模式转变中的长远问题与对策》，中国财政经济出版社1994年版，第1—17页。

⑤ 钱信忠：《中国卫生事业发展与决策》，中国医药科技出版社1992年版。

⑥ 于长永：《新型农村合作医疗制度实施效果与问题实证研究》，湖北人民出版社2015年版，第50—68页。

农村医疗保险制度。"新"与"旧"的农村医疗保险制度的重大差异在于政府在筹资环节中的作用不同，"旧"的农村医疗保险制度政府财政不出钱，而"新"的农村医疗保险制度政府财政出大钱，三分之二以上的农村医疗保险费来自于财政拨款。"新"的农村医疗保险制度从2003年开始试点，到2010年已经基本上实现了制度全覆盖和人群全覆盖。随着城乡统筹协调发展理念的提出，2016年1月12日国务院正式出台专门文件，即《国务院关于整合城乡居民基本医疗保险制度的意见》，至此，农村医疗保险制度的"新"与"旧"实现了制度上的统一，即城乡居民医疗保险制度。

由于本课题所使用的调查数据来自于2016年全国12个省份的调查数据，而2016年全国开始整合城镇居民医疗保险制度与新型农村合作医疗制度的时候，全国的一些地方已经开始了制度整合。因此，本课题获取调查数据时，既有新型农村合作医疗制度，也有城乡居民医疗保险制度，但是课题组并不清楚哪些地方已经实行了城乡医疗保险制度合并，而被调查的农村老年人也不知道自己参加的医疗保险制度到底是新型农村合作医疗制度，还是已经实现制度整合之后的城乡居民医疗保险制度，为了准确起见，本课题按照被调查对象理解的思路，把它称之为农村医疗保险制度。

第二节　理论基础

一　韧性理论

韧性（Resilience）的概念最早发端于物理学领域，它是指在外力作用下物体发生变形并能够逐渐恢复到原始状态的特性。[①] 2005年，联

---

① 丁佳艺等：《基于韧性理论的城市老旧社区公共卫生安全建设思考》，《城乡规划与设计》2020年第4期。

合国国际减灾战略（UNISDR）指出，韧性是一个系统或社区能够通过有效方式抵抗、吸收、适应并从风险中恢复的能力。[①] 2007 年，政府间气候变化专门委员会（IPCC）认为，韧性是一个系统吸收干扰因素并能够维持原有结构和功能的能力，具体表现在自我组织、适应压力和变化环境的能力。[②] 韧性理论强调的重点不是依靠外部的力量，而是借助于系统内部的自我调节、适应环境、抵御冲击和恢复结构与功能的能力。

韧性理论的广泛应用是伴随着灾害风险管理研究的不断深入而逐渐深化的，20 世纪 70 年代加拿大生态学家 Holling 将韧性概念引入生态学领域，用以表示生态系统应对外来干扰、并在外力冲击下仍能维持原有结构和功能正常运转的能力。[③] 20 世纪 90 年代以来，随着韧性理论（Resilience theory）应用领域的不断拓展，韧性理论逐渐应用于社会经济中的风险管理领域。[④] 1999 年 Tobin 通过对巴基斯坦俾路支省地区的社区韧性与灾害发生之间的关系的研究，构建了社区韧性的分析框架，该框架中包含了社会、经济、政治和自然等诸多因素。[⑤] 2001 年 Paton 从公众教育、脆弱性和社区适应能力三个方面，分析了社区危险应对方案存在问题的原因，构建了社区风险防控的韧

---

① Rrduction I. S. F. D. , Living with Risk：A Global Review of Disaster Reduction Initiatives, Living with Risk：A Global Review of Disaster Reduction Initiatives Geneva：United Nations. BioMed Central Ltd，2004，pp. 2 – 18.

② Solomon S. , Manning M. , Marauism, et al. , *Climate Change* 2007 – *the Physical Science Basis*：*Working Group, I Contribution to the Fourth Assessment Report of the IPCC*, Cambridge University Press，2007，pp. 56 – 68.

③ Holling C. S. , "Resilience and Stability of Ecological Systems", *Annual Review of Ecology and Systematics*, Vol. 4, No. 1, January 1973, pp. 1 – 23.

④ 张磊：《韧性理论视角下贫困村灾后恢复重建与灾害风险管理刍议》，《灾害学》2021 年第 2 期。

⑤ Tonin, Grahama, "Sustainability and Community Resilience：The Holy Grail of Hazards Planning?", *Global Environmental Change Part B Environmental Hazards*, Vol. 1, No. 1, January 1999, pp. 13 – 25.

性模型。[①]

从韧性理论（Resilience theory）发展的过程与特点来看，韧性理论（Resilience theory）由物理学中的工程机械管理到生态学中的灾害风险管理问题的应用，其发展轨迹经历了一个从单一线性向复杂非线性范式的转变。延伸到社区管理层面，即韧性社区理论的核心问题是针对人类居住的社区所可能面临的不确定性因素，主动探究适应环境的新方法与新路径。[②] 韧性社区理论是基于三个层面，即社区空间层面、居民扰动层面与组织能力层面相互联动的、自下而上的社区风险管理范式，相比于传统方式上的自上而下的风险管理模式更能符合常态化的社会风险管理需要。[③]

从国外的社会实践来看，韧性理论主要应用于"韧性城市""韧性社区""韧性医疗卫生服务体系"等方面。日本在2011年的"3·11"地震之后，提出建立"强大而有韧性的国土和经济社会"发展的总目标，构建了一个"韧性城市"的规划体系。[④] 美国国家标准与技术研究院（NIST）在2013年桑迪特飓风之后，就制定了韧性城市建设计划，即《纽约蒔英计划》《一个更加强大、更具韧性的纽约》建设计划。[⑤] 英国伦敦2011年在应对气候变化战略问题上，将韧性理论应用于自然灾害风险管理问题，以提高城市对极端天气事件的适应能力。[⑥]

[①] Paton D., Johnstond, "Disasters and Communities: Vulnerability, Resilience and Preparedness", *Disaster Prevention & Management An International Journal*, Vol. 10, No. 4, April 2001, pp. 270 – 277.

[②] 张磊：《韧性理论视角下贫困村灾后恢复重建与灾害风险管理刍议》，《灾害学》2021年第2期。

[③] 唐庆鹏：《风险共处与治理下移——国外弹性社区研究及其对我国的启示》，《国外社会科学》2015年第2期。

[④] 吴浩田、翟国方：《韧性城市规划理论与方法及其在我国的应用——以合肥市市政设施韧性提升规划为例》，《上海城市规划》2016年第1期。

[⑤] Bloomberg M. A. Stronger, *More Resilient New York*, New York: City of New York Mayor's Office, 2013, pp. 35 – 63.

[⑥] 谢起慧：《发达国家建设韧性城市的政策启示》，《科学决策》2017年第4期。

2013 年，在国际社会组织"韧性城市"建设计划的资助下，中国浙江省义乌市、四川省德阳市、浙江省海盐市、湖北省黄石市四个城市开启了"韧性城市"建设行动。《北京市城市规划（2016—2035 年）》明确把提高"城市韧性"作为北京市建设的重点任务。《上海市城市总体规划（2017—2035 年）》把上海市建设的目标确定为"更可持续的韧性生态城市"①。《中共中央关于制定国民经济和社会发展第十四个五年规划和二〇三五年远景目标的建议》中两处使用"韧性"概念，其中在"推进以人为核心的新型城镇化"建设任务时，明确指出建设"海绵型城市"和"韧性城市"的城市建设目标。

什么样的城市属于韧性城市，拥有哪些特点的城市才可以称之为韧性城市，这涉及韧性城市、韧性社区和韧性医疗服务体系的科学评价问题。在韧性城市评价指标体系中，应用较广的是 Cutter 等构建的社区基线韧性评价指标体系，该指标体系是一个涵盖了社会韧性、经济韧性、制度韧性、基础设施韧性、生态韧性和社区韧性六个维度 49 个影响因子构成的评价指标体系。② 洛克菲勒基金会在韧性城市建设计划开启之后，根据韧性城市的特点也构建了涵盖健康与福祉、经济与社会、领导力与战略、基础设施与环境四个大的维度 12 个影响因子构成的韧性城市评价指标体系。③

韧性理论与健康风险管理的契合点在于：首先，健康风险管理是一个系统工程，韧性理论也是一个系统问题，系统论思想把二者有机地联系在一起；其次，影响健康风险的因素是多维度的，影响城市韧

---

① 张磊：《韧性理论视角下贫困村灾后恢复重建与灾害风险管理刍议》，《灾害学》2021 年第 2 期。

② Cutter S. L. , Barnes L. , Berry M. , et al. , "A Place-based Model for Understanding Community Resilience to Natural Disasters", *Global Environmental Change*, Vol. 18 , No. 4 , April 2008 , pp. 598 – 606.

③ Ilmolal, *Approaches to Measurement of Urban Resilience*, Urban Resilience. Springer, Cham, 2016 , pp. 207 – 237.

性、社区韧性或医疗卫生服务体系韧性的因素也是多维度的，影响因素的多维性是二者的共同特点，医疗保险只是影响健康风险的一个方面而已。以慢性病为例，医学研究证明，在慢性病的众多决定要素中，生活方式约占60%，环境因素占17%，遗传因素占15%，医疗干预仅占8%左右。[①]

二 健康生产理论

在全面建成小康社会和健康中国战略有序实施的背景下，研究健康问题本身就具有重要的经济与社会意义。一方面，全面建成小康社会不仅仅局限在经济上的脱贫，还体现在人人拥有健康；另一方面，健康和教育一样，是人力资本的重要组成要素。研究健康风险的决定因素，对于维护人民的健康以及由此带来的生产效率，无疑具有重要的经济价值。也正是由于健康的重要作用，引起了人们对健康投资需求的重视。1972 年，美国著名经济学家 Grossman 在贝克尔家庭生产函数（Household Production Function）的基础上，建立了涵盖医疗保健服务、生活方式、时间和教育水平以及其他因素等共同构成的健康生产函数模型。[②] 健康生产函数的数学表达式为：

$$H = f(M, LS, E, T, S)$$

上述公式中，H 代表健康；M 代表医疗保健服务；LS 代表生活方式；T 代表时间；E 代表教育水平；S 代表其他因素。

Grossman 在其著作 *The Demand for Health: A Theoretical and Empirical Investigation* 中将健康资本概念模型化，分析了性别、年龄、受教育程度和工资率等因素对健康和健康投资的影响。1999 年 Grossman 又在工

---

① Shumaker S. A. , *The Handbook of Health Behavior Change*, 3rd edition, New York: Springer Publish Company, 2009, pp. 10 – 242.

② Grossman Michael, *The Demand for Health: A Theoretical and Empirical Investigation*, New York: Columbia University Press for the National Bureau of Economics Research, 1972, pp. 48 – 56.

作论文即 "The Human Capital Model of the Demand for Health" 中构建了健康资本需求模型。在这个模型中，Grossman 把健康视为资本品，健康资本是人力资本的重要组成部分，每个人的健康由遗传获得初始健康存量，初始健康存量会随着身体的老化而出现折旧，但是，健康存量又能够通过后天各种各样的健康投资而增加，当健康资本的存量低到一定程度时个体就会死亡，即健康资本为零，人们进行健康投资的目的就在于获得自身的健康存量。[①] 健康资本投入的生产要素包括时间、食品、医疗服务消费等。同时，健康生产函数还受到特定环境变量的影响，其中，最重要的环境变量就是一个人的受教育水平，受教育水平越高对健康存量的影响将越大。

Grossman 把健康视作由性别、年龄、文化程度、婚姻状况、民族、收入、医疗保健服务、收入和环境污染以及个人健康行为（如吸烟、喝酒、运动、饮食等）等多个因素构成的一个函数。Grossman 认为，健康需求的原因包括两个方面：一方面，健康作为一种消费品，能给消费者带来正效用，即让消费者得到满足；另一方面，健康也可以视为一种投资产品，决定消费者从事市场与非市场活动的可利用时间。[②] Grossman 的健康需求模型与贝克尔健康需求模型的最大区别是，Grossman 的健康需求模型考虑了消费者一生的效用，而贝克尔的健康需求模型则没有考虑这一点。其健康需求模型的数学表达式为：

$$U = U\ (\varphi_0 H_0,\ \cdots,\ \varphi_n H_n,\ Z_0,\ \cdots,\ Z_N)$$

上述公式中，U 表示效用；φ_i 为每一个单位的健康存量所生产的健康天数（Number of healthy days）；H_0 表示消费者出生时的健康存量；H_i 为第 i 期的健康存量，$h_i = \varphi_i H_i$ 则表示消费者在第 i 期可消费的健康

---

① Grossman，Michael. （1999）， "The Capital Model of the Demand for Health"，NBER Working Papers. No. 7078，pp. 68 – 72.

② Grossman，M.， "On the Concept of Health Capital and the Demand for Health"，*Journal of Political Economy*，Vol. 80，No. 2，February 1972，pp. 223 – 255.

总天数；Z_i 表示第 i 期所消费的其他消费品；n 则代表生命能够存活的时间，一般用年表示，在 $H_i = H_{min}$ 时，死亡将会来临，因此，n 是消费者可以选择的一个变量。

其实，Grossman 的健康生产函数可以很容易地扩展为健康风险生产函数。只是将健康生产函数等式左边的健康改为健康风险，健康生产函数等式右边的医疗保健服务、教育水平、生活方式、健康行为、时间因素等都可以保持不变，只是要在其他因素中更加明确收入水平和医疗费用支出水平的影响。因为，对于客观存在的风险而言，健康风险不是意味着生病与不生病的不确定性的问题，而是生病之后，一个人或家庭所拥有的家庭健康资源禀赋、个体健康资源条件和社会健康保障资源能否为他们应对疾病带来医疗费用支出的安全保障问题。从这个角度上看，健康风险实际上是一个人或家庭所拥有的健康保障资源与疾病带来的医疗费用支出的动态博弈结果。

三　风险管理理论

风险管理理论以专门学科的形式正式出现，始于 20 世纪 60 年代中期，以 1963 年梅尔和赫奇斯的专著《企业的风险管理》和 1964 年威廉姆斯和汉斯的《风险管理与保险》出版为标志。[1] 半个世纪以来，风险管理研究是一个不断发展变化的时代命题。风险管理研究的对象从纯粹风险扩展到投机风险、从狭义风险扩展到广义风险，风险管理的主体从企业衍生到政府管理部门再扩展到金融市场与金融管理部门，风险管理的手段从单一的"保险手段"不断扩展到多元化的手段。

风险管理不仅仅是一门技术、一种方法、一种管理过程，更是一门新兴的管理科学。早期的风险管理，主要集中在企业经营和管理环节，而且管理的对象主要是纯粹风险。风险管理的主要任务是辨别出企业经

---

[1]　王东：《国外风险管理理论研究综述》，《金融发展研究》2011 年第 2 期。

营与发展面临的不利因素，并采用合理的方式加以应对和规避，保险是其中的重要手段。保险通过风险管理决策的方式，决定购买什么样的保险产品和购买保险产品的方式，来有效转嫁企业面临的纯粹风险。随着风险管理研究和应用范围的不断扩展，风险管理理论拓展到了市政管理领域。Todd（1969）、Vaughan（1971）基于美国九个州市政管理研究发现，提出加强市政领域风险管理是市政官员基本职能的重要管理理念。[1]

传统风险管理与现代风险管理的重要差异在于，传统风险管理的对象是静态风险和纯粹风险，而现代风险管理的对象是动态风险和投机风险。而动态风险与投机性风险是金融市场风险的重要特征。Markowitz（1952）用统计学中的方差分析来度量风险，用数学期望值来度量收益，构建了一个投资组合理论[2]，成为金融风险管理理论的先行者。20世纪60年代初期，Sharpe提出的资本资产定价模型（CAPM），开创了现代风险管理理论的先河。[3] 20世纪90年代以VaR（Value at Risk）损失为基础的风险管理理论逐渐兴起。[4]

现代风险管理的发展趋势经历了从风险损失管理过渡到整体性风险管理再到全面风险管理的发展路径。整体性风险管理（Total Risk Management）在现代风险原有风险管理系统单一变量，即概率（Probabilities）的基础上引入价格（Prices）和偏好（preference），在"3P"风险管理系统中寻求客观风险计量与主观偏好的均衡最优，使得投资者愿意承担的风险从而获得最大的风险报酬。20世纪90年代末期，席卷全球的亚洲金融危机使得风险管理理论从整体性风险管理过渡到全面风险管

---

[1] 王东：《国外风险管理理论研究综述》，《金融发展研究》2011年第2期。

[2] Harry Markowitz, "Portfolio Selection", *The Journal of Finance*, Vol. 7, No. 1, January 1952, pp. 77 – 91.

[3] William F. Sharpe, "Capital Asset Prices: A Theory of Market Equilibrium under Conditions of Risk", *Journal of Finance*, Vol. 19, No. 3, March 1964, pp. 425 – 442.

[4] 徐国栋、李心丹：《风险管理理论综述及发展》，《北方经济》2001年第9期。

理阶段。全面风险管理（Enterprise Risk Management）的核心理念是整个单位各个层次的部门，从一般员工到高层领导，从总公司到分公司，从国内的公司到国外的公司，各种类型的风险要通盘考虑。[①]

风险管理理论对健康风险管理的启示在于，第一，健康风险不是广义的风险管理概念，而是狭义的风险管理概念，这种风险是一种纯粹风险。第二，医疗保险是健康风险管理的一种手段，除了健康保险之外，还有其他相应的策略可以促进健康管理。第三，作为风险管理的新趋势，全面风险管理对健康管理的重要启示在于，健康风险管理不能被动地应对健康风险，而应该采取积极的策略加以应对。这种积极的风险策略，不仅仅体现在构建积极的健康保险制度，还在于每个人有良好的健康行为、积极的健康风险意识和良好的体育锻炼习惯以及培养健康的饮食习惯等。

第三节　数据来源

一　抽样方案设计

本书数据来自 2016 年由中南财经政法大学社会政策研究所组织的全国 12 个省 36 个县的"农村老年人养老保障现状与期望"问卷调查。调查按照分层随机抽样原则，根据被调查省市县的经济发展水平（GDP）、人均可支配收入水平、人口老龄化程度、地区分布情况，选择被调查对象。首先，根据该省社会经济发展情况，选择代表性省份。其中，东部地区三个省（山东、福建、江苏），中部地区五个省（湖北、河南、山西、安徽、广西），西部地区四个省（贵州、甘肃、四川、陕西）；其次，按照相同的抽样方法，每个省选择 3 个左右的县，每个县选择一个行政村和自然村；最后，按照系统随机抽样方式，选择被调查农户，以生日

---

① 徐国栋、李心丹：《风险管理理论综述及发展》，《北方经济》2001 年第 9 期。

最接近调查日期的农村老年人作为访问对象，进行面对面结构式问卷访问。本次调查共发放问卷 1500 份，有效回收 1309 份。

二 调查样本的基本情况

表 2 - 1 调查样本的基本情况

项目	类别	频数（个）	百分比（%）	项目	类别	频数（个）	百分比（%）
性别	男	640	48.9	民族	汉族	1187	90.7
	女	668	51.1		少数民族	122	9.3
教育年限	没上过学	509	39.1	健康状况	非常健康	292	22.4
	小学	570	43.8		比较健康	425	32.7
	初中	165	12.7		一般健康	271	20.8
	高中	53	4.1		健康较差	275	21.1
	大专及以上	4	0.3		健康很差	38	2.9
分组年龄	60—69 岁	676	51.8	婚姻状况	未婚	32	2.4
	70—79 岁	474	36.3		已婚	942	72.1
	80—89 岁	146	11.2		离异	22	1.7
	90 岁以上	9	0.7		丧偶	311	23.8

第三章　农村医疗保险制度的
历史演变与特点

从健康风险的角度审视农村医疗保险制度的建设绩效，需要明白两个关键问题：一是农村医疗保险制度的发展现状是什么；二是农村医疗保险制度的发展目标是什么。前一个问题是农村医疗保险制度建设绩效的客观反映，后一个问题则对农村医疗保险制度的建设绩效具有直接的重要影响。农村医疗保险制度的建设效果，实质上就是农村医疗保险制度的建设现状与建设目标之间的差异程度。农村医疗保险制度的建设现状越接近建设目标，则农村医疗保险制度的建设绩效也就越好，反之，农村医疗保险制度的建设绩效就越差。

第一节　农村医疗保险的制度变迁

农村医疗保险制度的建设现状与建设目标，均与农村医疗保险的制度变迁密切相关。农村医疗保险的制度变迁，不仅影响了农村医疗保险制度属性的变化，还对农村医疗保险制度的发展速度和路径产生重要影响，进而影响农村医疗保险制度的发展现状和目标。

一　农村医疗保险制度变迁的理论基础

制度变迁理论（Institution Change Theory）是 20 世纪 70 年代，用于

解释经济增长的一个重要经济理论。制度变迁理论和新制度经济学的代表人物道格拉斯·C. 诺思（Douglass C. North）在《西方世界的兴起》中指出，制度因素是经济增长的关键，一种能够对个人提供有效激励的制度是保证经济增长的决定性因素，其中产权最重要。其中，制度既包括正式制约（例如法律），也包括非正式制约（例如习俗、宗教等）。由于人们掌握的信息总是不完备，掌握的资源是稀缺的，因此，制度供给也总是有限和稀缺的。当制度产生的环境发生变化，人们对信息的掌握程度发生变化，人们对制度的需求就会发生变化，因此，制度变迁是时常发生的。但是，无论是正式制度，还是非正式制度，制度一旦生产，就会产生路径依赖问题，制度变迁并不是轻易发生的。

总体来看，制度变迁的路径有诱致性制度变迁和强制性制度变迁以及"自上而下"的制度变迁和"自下而上"的制度变迁等不同模式。其中，"诱致性制度变迁指的是一群（个）人在响应由制度不均衡引致的获利机会时所进行的自发性变迁；强制性制度变迁指的是由政府法令引起的变迁"[1]。另外，"自上而下"的制度变迁路径是指由政府"顶层设计"推动的制度变迁，实践模式体现为"立法先行"，法律规制早于实践探索；"自下而上"的制度变迁路径是指由"基层探索"推动的制度变迁，实践模式体现为"试点先行"，试点成功之后才逐步上升为法律法规确定下来的制度模式。

在中国，农村医疗保险制度有"新"与"旧"之分。"新"与"旧"的分界线是 2002 年。2002 年以前的农村医疗保险制度，是"旧农保"，又称之为传统农村医疗保险制度，这种制度的具体化就是传统农村合作医疗制度。2003 年及以后的农村医疗保险制度，是"新农保"，具体名称为新型农村合作医疗制度。传统农村合作医疗制度的发展源于基层的实

---

[1] ［美］科斯等：《财产权利与制度变迁》，刘守英等译，上海三联书店、上海人民出版社 1994 年版，第 374 页。

践，属于诱致性制度变迁模式和"自下而上"的制度变迁模式；新型农村合作医疗制度的发展源于"顶层设计"，是"强制性"制度变迁模式和"自上而下"的制度变迁模式。其中，之所以把新型农村合作医疗制度称之为加引号的"强制性"制度变迁，是说新型农村合作医疗制度的制度变迁路径属于强制性制度变迁，但新型农村合作医疗制度本身的制度设计是"自愿"参加型的农村社会医疗保险制度。

二　农村社会医疗保险制度的历史起源

农村社会医疗保险制度指的是农村合作医疗制度。由于从宏观的角度看，农村社会医疗保险制度可以划分为两个大的阶段，因此，农村社会医疗保险制度的历史起源，包括传统农村医疗保险制度的起源和新型农村合作医疗制度的起源两个方面。

（一）传统农村医疗保险制度的历史起源

农民防治疾病的迫切需要，是旧农村合作医疗制度产生的催化剂。[①] 新中国成立初期，我国农村卫生工作极端落后，农村地区缺医少药的问题非常严重，这导致一些急、慢性传染病和各种地方疾病十分猖獗，给农民的健康带来了很大影响，并进一步影响农业生产的顺利进行。广大农民群众对改善农村医疗条件有迫切的需求。但是，在国家"一穷二白"的背景下，仅仅靠国家和城市的支援，显然是不行的。农村合作运动（包括信用合作社和生产合作社）的红火开展，为农民解决"看病难"问题，提供了重要启发，生产上的互助合作机制被农民引用到医疗保健上来。"保健站"和"合作医疗"就由此而诞生。随着农村社会经济的快速发展，农村合作医疗制度逐渐形成具有一定保险性质的合作医疗保健制度。

---

① 张自宽等：《关于我国农村合作医疗保健制度的回顾性研究》，《中国农村卫生事业管理》1996 年第 6 期。

关于合作医疗制度的起源，目前学界并没有形成一个统一的认识。有的学者认为，我国农村合作医疗制度可以追溯到 20 世纪前期的民国农村合作医疗制度。[①] 有的学者认为，中国第一个农村合作医疗制度的试点开始于 1966 年 8 月 10 日"乐园公社杜家村卫生室"[②]。而国务院卫生部"关于我国农村合作医疗制度的回顾性研究"课题组，认为在我国采用"合作制"或"群众集资"的办法举办医药卫生事业由来已久，远在抗日战争时期，陕甘宁边区就举办了医药合作社或称为卫生合作社。本书认为，一种制度的起源，应该从制度的萌芽算起，而不应该从制度正式建立的始点来考察，因此，本书赞同国务院卫生部"关于我国农村合作医疗制度的回顾性研究"课题组的观点，即农村合作医疗制度起源于抗日战争时期的"医药合作社"。

（二）新型农村医疗保险制度的历史起点

旧农村合作医疗制度的瓦解和基层卫生组织的衰落，造成了极为严重的后果，这主要表现在[③]：一是农村公共卫生、预防保健工作明显削弱，一些已被控制和消灭的传染病、地方病死灰复燃，新的公共卫生问题不断出现，农民的健康水平呈现下降趋势。二是医药费用不断上涨，广大农民不堪重负，看不上病、看不起病的现象相当普遍。2003 年的国家卫生服务调查显示，群众有病时，有 48.9% 应就诊而不去就诊，有 29.6% 的人应该住院而不住院。因病致贫、因病返贫的农户明显增多。三是医疗资源分布严重失衡，城乡差距、东南沿海与中西部的差距、富裕地区与贫困地区的差距进一步扩大，医疗卫生服务的公平性进一步降低，总体绩效更加降低。这些问题的存在，最终成为农村合作医疗制度重建的原动力。

---

① 刘纪荣等：《二十世纪前期农村合作医疗制度的历史变迁》，《浙江社会科学》2005 年第 2 期。
② 长阳等：《"中国合作医疗之父"覃祥官的风雨人生》，《湖北档案》2000 年第 7 期。
③ 张自宽、赵亮等：《中国农村合作医疗 50 年之变迁》，《中国卫生》2006 年第 3 期。

　　新型农村合作医疗制度的发起，始于农民对医疗制度的现实需求和国家的政策文件。为了满足农民对基本医疗卫生保健的需要和解决农民"看病难，看病贵"问题以及促进医疗保障资源公平配置的内在要求，2002年10月，《中共中央、国务院关于进一步加强农村卫生工作的决定》明确指出：要"逐步建立以大病统筹为主的新型农村合作医疗制度"，"到2010年，新型农村合作医疗制度要基本覆盖农村居民"，"从2003年起，中央财政对中西部地区除市区以外的参加新型合作医疗的农民每年按人均10元安排合作医疗补助资金，地方财政对参加新型合作医疗的农民补助每年不低于人均10元"。从此，新型农村合作医疗制度在中央政府的重视和国家财政的支持下，重新试点运行。

三　农村社会医疗保险制度的发展阶段

（一）传统农村合作医疗的发展阶段

　　农村合作医疗制度是随着农业互助合作化运动的兴起而逐步发展起来的。[①] 而我国农村正式出现具有保险性质的合作医疗保健制度，是在1955年农业合作化高峰时期。新中国成立后，一些地方在土地改革后农业互助合作运动的启发下，由群众自发集资创办了具有公益性质的保健站和医疗站。[②] 例如，山西、河南、河北等省农村出现了一批由农业生产合作社举办的"医社结合"并由社员群众出"保健费"和生产合作社公益金补助相结合的保健站。其中运营最好的是，1955年山西省高平县米山乡模式。但这个时期，农村合作医疗只是在一些地方缓慢地发展着，到1958年，农村合作医疗行政村覆盖率还只有10%的比例。[③]

　　农村合作医疗制度的发展遵循的是一种"由下而上"的发展模式。

---

　　① 《当代中国》丛书编辑部：《当代中国的卫生事业》，中国社会科学出版社1986年版，第43页。

　　② 乔益洁：《中国农村合作医疗制度的历史变迁》，《青海社会科学》2004年第3期。

　　③ 杨善发：《中国农村合作医疗制度渊源、流变与当代发展》，《安徽大学学报》（哲学社会科学版）2009年第2期。

虽然"合作医疗"概念从抗日战争时期就已经在一些地方出现，但"合作医疗"一词，最早出现在中央文件并作为农村医疗保健制度正式提出，是 1959 年 12 月卫生部党组上报党中央的文件《关于全国农村卫生工作山西稷山县现场会议情况的报告》中。[①] 报告及该报告附件《关于人民公社卫生工作几个问题的意见》提出了具体意见。1960 年 2 月 2 日，中共中央办公厅转发了卫生部党组的这个报告，认为"报告及其附件很好"，并要求各地参照执行。从此，合作医疗便逐渐成为我国农村医疗卫生工作的一项基本制度。

由于"大跃进"运动的影响、人民公社化"左"的思想影响以及三年自然灾害带来的经济困难，中央政府决定对国民经济实行"调整、巩固、充实、提高"的方针，农村的医疗卫生工作也随之进行了相应的调整，因而对农村实行集体医疗保健制度——合作医疗也放慢了步子。[②] 1965 年 1 月，中央作出组织城市高级医务人员下农村和为农村培养医生的指示，1965 年 6 月 26 日，中央又作出了把医疗卫生工作的重点放到农村去的指示，简称"六·二六"指示。两项重要指示，对农村合作医疗制度在全国推行起到了重要作用。到 1965 年底，全国已有山西、湖北、江西、江苏、福建、广东、新疆等十多个省、自治区、直辖市的一部分市县实行了合作医疗制度，并进一步走向普及化。[③]

在我国，旧农村合作医疗制度的真正普及，是在 1966 年以后的"文化大革命"期间。[④] 1968 年，毛泽东同志亲自批示了湖北省长阳县乐园人民公社举办合作医疗的经验，并称赞"合作医疗好"[⑤]。在当时

---

① 张自宽等：《关于我国农村合作医疗保健制度的回顾性研究》，《中国农村卫生事业管理》1996 年第 6 期。

② 张自宽等：《关于我国农村合作医疗保健制度的回顾性研究》，《中国农村卫生事业管理》1996 年第 6 期。

③ 夏杏珍：《农村合作医疗制度的历史考察》，《当代中国史研究》2003 年第 5 期。

④ 张自宽等：《关于我国农村合作医疗保健制度的回顾性研究》，《中国农村卫生事业管理》1996 年第 6 期。

⑤ 邓燕云：《农村合作医疗制度的历史变迁》，《农村经济》2007 年第 10 期。

的政治气氛下，农村合作医疗很快就"一哄而起"，全国大多数生产大队都办起了合作医疗，实现了合作医疗全国"一片红"。中国广大农村掀起大办合作医疗的热潮，大批农民充当起"赤脚医生"，踊跃推广中医、中药，到 1977 年底，全国 85% 的生产大队都办起了合作医疗。[①]而到 1980 年，农村合作医疗制度的覆盖面又进一步扩大到 90% 的行政村。[②]

关于传统农村合作医疗制度的发展阶段，尚未达成共识。主要有三种观点：一是三阶段论，即计划经济时期的合作医疗、过渡时期的合作医疗和市场经济初期的合作医疗（李华[③]，2006）；二是五阶段论，即萌芽时期、探索时期、发展时期、衰落时期和二次合作医疗时期（王禄生、张里程[④]，1996；张笑天等[⑤]，1996；汤质如、胡志[⑥]，2000）；三是六阶段论，即兴起阶段、发展阶段、制度化阶段、萎缩阶段、"两次重建"六个阶段。这些观点对全面理解传统农村合作医疗保险制度的发展变迁具有重要的参考价值，本书借鉴"社会保障体制生命周期理论"，对传统农村医疗保险制度的发展阶段进行划分，进一步丰富传统农村合作医疗制度发展历史的研究成果。按照社会保障体制生命周期理论，我们可以把传统农村合作医疗制度划分为产生、成长、成熟、衰退和重建五个阶段。[⑦]

---

① 卫生部基层卫生与妇幼保健司编：《农村卫生文件汇编（1951—2000）》，2001 年，第533 页。

② 卫生部基层卫生与妇幼保健司编：《农村卫生文件汇编（1951—2000）》，2001 年，第533 页。

③ 李华：《我国农村合作医疗变迁的制度分析》，《长白学刊》2006 年第 3 期。

④ 王禄生、张里程：《我国农村合作医疗制度发展历史及其经验教训》，《中国卫生经济》1996 年第 8 期。

⑤ 张笑天、王保真、吴群宏：《医疗保险学科体系的探讨》，《中国卫生经济》1996 年第9 期。

⑥ 汤质如、胡志：《我国农村合作医疗保健制度研究概述》，《中国农村卫生事业管理》2000 年第 1 期。

⑦ 于长永：《新型农村社区制度实施效果与问题实证研究》，湖北人民出版社 2015 年版，第 31—38 页。

第一，传统农村医疗保险制度的产生阶段（20 世纪 30 年代末至
1955 年）。传统农村医疗保险制度萌芽的历史形态——"医药合作社
（或卫生合作社），只是一种'民办公助'的医疗机构，并不是一种医
疗保健制度。"（张自宽①，1992）。现代意义上的合作医疗制度是一种
具有"社会保险"性质的合作医疗保健制度。根据张自宽的研究，在
中国农村，具有"保险性质的合作医疗保健制度"的出现，始于 1955
年农村合作化高潮时期。1955 年春，山西省高平县米山乡成立的"联
合保健站"，是最早实行"医社结合"的集体医疗保健制度。山西省人
民委员会（省政府）和卫生部指出："米山乡举办农业社联合保健站的
经验，初步实现了走上集体化的农村老年人的无病早防，有病早治，省
工省钱，方便可靠的理想，为农村预防保健工作建立了可靠的社会主义
的组织基础。"② 由于米山乡的做法得到了卫生部的肯定，标志着传统
农村医疗保险制度的真正产生。

第二，传统农村医疗保险制度的成长阶段（1956—1965 年）。1955
年 11 月，在原卫生部党组书记、副部长徐运北同志的带领下，由卫生
部、国务院文教办和山西省卫生厅组成联合调查组，调查发现高平县米
山乡"合医合防不合药"的做法比较满意。卫生部肯定了米山乡的做
法，这为传统农村医疗保险制度的成长奠定了重要基础。1958—1960
年党中央发动了"大跃进"运动，短时间内"共产风""一平二调"日
益盛行③，很多农村地区实行"供给制"，对日常生活实行"大包大
揽"，传统农村医疗保险制度的发展也受到阻滞。1959 年 11 月，全国
农村卫生工作现场会议在山西省稷山县召开。与会代表一致认为："根
据目前的生产发展水平和群众的觉悟程度等实际情况，以实行人民公社

---

① 张自宽：《对合作医疗早期历史情况的回顾》，《中国卫生经济》1992 年第 6 期。
② 张自宽：《对合作医疗早期历史情况的回顾》，《中国卫生经济》1992 年第 6 期。
③ "一平"是指，平均主义的供给制和食堂制；"二调"是指，对生产队的劳力、财物
无偿调拨。

社员集体保健医疗制度为宜。"① 这些具体建议最终汇总为《全国农村卫生工作山西稷山县现场会议报告》及其附件《关于人民公社卫生工作几个问题的意见》（简称"卫生部党组报告及其附件"），并成为传统农村医疗保险制度发展的历史证据。1960 年 2 月党中央肯定了"卫生部党组报告及其附件"，并要求各地参照执行。此阶段农村合作医疗制度的发展趋势，见图 3 - 1。

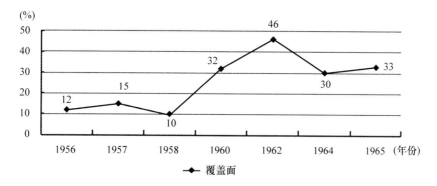

图 3 - 1　1956—1965 年传统农村医疗保险制度的发展趋势

第三，传统农村医疗保险制度的成熟阶段（1966—1976 年）。传统农村医疗保险制度的成熟，是指传统农村医疗保险制度的大面积普及。1965 年，毛泽东同志作出"把医疗卫生工作的重点放到农村去"的指示，并批示推广了湖北省长阳县乐园公社开办合作医疗的经验。合作医疗在全国范围内被迅速推广②，全国大多数生产大队都办起了合作医疗，实现了合作医疗全国"一片红"③。当时，中国广大农村地区掀起了大办合作医疗的热潮，大批农村老年人充当起"赤脚医生"，踊跃推广中医、中药。同时，《人民日报》在 1968—1976 年连续 107 期开辟

　　① 张自宽：《对合作医疗早期历史情况的回顾》，《中国卫生经济》1992 年第 6 期。
　　② 张自宽：《对合作医疗早期历史情况的回顾》，《中国卫生经济》1992 年第 6 期。
　　③ 于长永、刘康、何剑：《改革前后三十年农村合作医疗的制度变迁》，《西北人口》2011 年第 4 期。

合作医疗专栏，宣传农村合作医疗制度的优越性、交流合作医疗发展的经验，进一步推动了"文化大革命"期间农村合作医疗的发展。到1976年，全国有90%的生产大队举办了合作医疗。[①] 此阶段农村合作医疗的发展趋势，见图3-2。

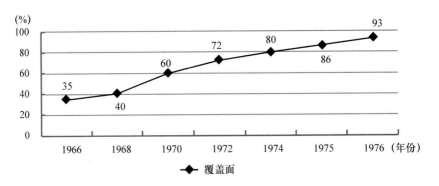

图3-2　1966—1976年传统农村医疗保险制度的发展趋势

　　第四，传统农村医疗保险制度的衰退阶段（1977—1989年）。传统农村医疗保险制度的衰退，始于两个重要因素：一是"文化大革命"结束；二是"家庭联产承包责任制"的全国推行。"文化大革命"的结束，使得传统农村医疗保险制度所蕴含的"政治意义"顿时降低，"上边不喊了，中间不管了，下边就散了"[②]，尽管1978年3月合作医疗制度曾被写进《中华人民共和国宪法》，1979年12月，卫生部、农业部、财政部、国家医药总局和全国供销合作总社又联合下发通知，并发布《农村合作医疗章程（试行草案）》，但这些努力并没能阻止传统农村医疗保险制度衰退的脚步。特别是，随着农村经济体制改革，即"家庭联产承包责任制"在农村的全面推开，彻底改

---

　　① 汪时东、叶宜德：《农村合作医疗制度的回顾与发展研究》，《中国初级卫生保健》2004年第4期。
　　② 张自宽：《卫生改革与发展探究》，黑龙江人民出版社1999年版，第188—193页。

变了传统农村医疗保险制度存续的物质基础，再加上制度设计本身存在的问题，导致农村合作医疗制度迅速解体。据 1985 年的统计调查，全国开展农村实行合作医疗的生产大队由 1976 年高峰时期的 90％降到了 5％，而到 1989 年，这一比例又进一步下降到 4.8％。① 传统农村医疗保险制度，基本上处于停滞状态。此阶段农村合作医疗的发展趋势，见图 3－3。

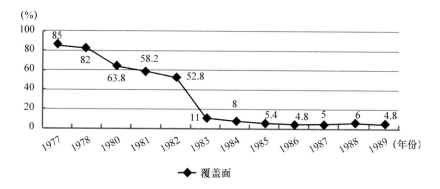

图 3－3　1977—1989 年传统农村医疗保险制度的发展趋势

　　第五，传统农村医疗保险制度的重建阶段（1990—2001 年）。传统农村医疗保险制度的迅速解体，导致农村地区"某些疾病回升，骗钱害命的巫医神汉乘虚而入"②，农村老年人"因病致贫""因病返贫"问题日益突出。农村医疗卫生状况的持续恶化，引起了党和政府的高度重视，并在 1990—1992 年和 1996—1997 年进行了"重建"合作医疗的两次尝试。③ 农村合作医疗制度两次"重建"的尝试，取得了一定的效果，"农村合作医疗的覆盖率也一度略有上升，一部分乡卫生院和村

---

　　① 王禄生、张里程：《我国农村合作医疗制度发展历史及其经验教训》，《中国卫生经济》1996 年第 8 期。

　　② 山东省金乡县人民政府：《合作医疗要适应农村新形势》，《人民日报》1982 年 2 月 23 日。

　　③ 曹普：《20 世纪 90 年代两次"重建"农村合作医疗的尝试与效果》，《党史研究与教学》2009 年第 4 期。

卫生室的状况也一度有所改善，但终因各级政府重视不够，投入不多，决心不大，加之又受到来自其他方面的干扰"①，特别是1993年和1997年，国家对减轻农村老年人负担的重视以及没有协调好政策之间的关系，导致一些地方把农村合作医疗的"合理交费"看成是"农村老年人负担"而受到限制，农村合作医疗的覆盖率也呈现出阶段性起伏不定，最终导致农村合作医疗"重建"的效果很不理想。据统计，到2000年农村合作医疗的覆盖率也只有22.1%，与政府确定的"人人享有卫生保健"的目标相去甚远。此阶段农村合作医疗的发展趋势，见图3-4。

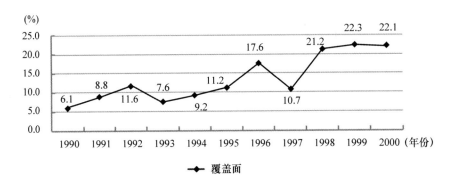

图3-4 1990—2000年传统农村医疗保险制度的发展趋势

（二）新型农村合作医疗的发展阶段

利用生命周期理论对新型农村医疗保险制度的发展阶段进行历史分期，将不再是合适的。虽然从社会保障体制生命周期理论的角度来看，新型农村医疗保险制度的发展阶段，可以划分为产生、成长、成熟、衰退和消亡等，但是到目前为止，新型农村医疗保险制度并没有也不会在短期内出现制度生命周期中的"衰退"和"消

---

① 张自宽、赵亮、李岚:《中国农村合作医疗50年之变迁》,《中国卫生》2006年第3期。

亡"这两个阶段。根据《决定》的要求、相关文件以及新型农村医疗保险制度发展的实际情况，本书把新型农村合作医疗制度的发展阶段，划分为"先行试点""快速扩面""全面推广"和"规范发展"四个发展阶段。①

第一，"先行试点"发展阶段（2003—2005 年）。虽然新型农村医疗保险制度的正式试点开始于 2003 年，但其准备工作早在 2002 年 10 月就已经开始。根据《决定》和国务院办公厅转发的《关于建立新型农村合作医疗制度的意见》的要求，中央财政对中西部地区市区以外的农村老年人按照每人每年 10 元的标准进行补贴，地方政府提供不低于中央标准的补贴，并规定从 2003 年起，各地开展基线调查，制定试点方案，因地制宜地开展试点工作。为了推动新型农村医疗保险制度试点工作的顺利进行，2003 年 11 月和 2004 年 7 月，胡锦涛总书记和温家宝总理多次就新型农村医疗保险制度工作作出"只许成功，不许失败"的重要批示。2004 年 1 月，国务院办公厅转发卫生部等部门《关于进一步做好新型农村合作医疗试点工作的指导意见》，明确新型农村医疗保险制度试点工作的主要目标是："研究和探索适应经济发展水平、农村老年人经济承受能力、医疗服务供需状况的新型农村合作医疗政策措施、运行机制和监管方式，为全面建立新型农村合作医疗制度提供经验。"

第二，"快速扩面"发展阶段（2006—2007 年）。2005 年 9 月，全国新型农村合作医疗试点工作会议在江西省南昌市召开。中共中央政治局委员、国务院副总理吴仪对新型农村医疗保险制度过去三年来的试点工作给予肯定，认为新型农村医疗保险制度试点工作取得了"积极成效"，她在会议上强调："要切实贯彻落实国务院关于加快建

---

① 于长永：《农村老年人对新型农村合作医疗的福利认同及其影响因素》，《中国农村经济》2012 年第 4 期。

立新型农村合作医疗制度的部署和要求，加大力度，加快进度，突破难点，积极推进新型农村合作医疗制度健康发展。"并明确提出"2006 年、2007 年要将试点县（市、区）覆盖面分别扩大到 40%、60% 左右"①。2005 年 12 月出台的《中共中央、国务院关于推进社会主义新农村建设的若干意见》的文件中，也提出要"积极推进新型农村合作医疗制度试点工作，从 2006 年起，中央和地方财政较大幅度提高补助标准，到 2008 年在全国农村基本普及新型农村合作医疗制度"，这成为 2006—2007 年新型农村医疗保险制度试点工作快速推进的助推剂。2006—2007 年新型农村医疗保险制度的财政补助从 2005 年以前的 20 元，提高到 40 元，这为新型农村医疗保险制度的快速扩面提供了物质保障。2007 年 3 月，卫生部、财政部联合下发《关于做好 2007 年新型农村医疗保险制度工作的通知》，及时根据政策调整，明确具体工作要求，为新型农村医疗保险制度的快速扩面提供了实践指导。

第三，"全面推广"发展阶段（2008—2010 年）。2008 年 3 月，卫生部、财政部联合下发了《关于做好 2008 年新型农村医疗保险制度工作的通知》，及时根据新型农村医疗保险制度试点情况调整政策，明确具体工作要求，为新型农村医疗保险制度的全面推广提供了政策指导。截至 2008 年底，全国已有 2729 个县（区、市）开展了新型农村医疗保险制度工作，参合农村老年人 8.15 亿人，参合率为 91.5%。② 新型农村医疗保险制度试点工作的全面推广，既得益于先行试点工作的顺利开展，也得益于政府的重视和支持。就政府的重视而言，2002 年 10 月，《中共中央、国务院关于进一步加强农村卫生工作的决定》提出

---

① 《吴仪副总理在 2005 年全国新型农村合作医疗试点工作会议上发表重要讲话》，《中国卫生事业管理》2005 年第 10 期。

② 卫生部：《2010 年我国卫生事业发展统计公报》，卫生部统计信息中心（www.moh.gov.cn）。

"到 2010 年新型农村合作医疗制度要基本覆盖农村居民"的目标。2005 年 12 月，《中共中央国务院关于推进社会主义新农村建设的若干意见》提出新的试点工作目标，即："从 2006 年起，中央和地方财政较大幅度提高补助标准，到 2008 年在全国农村基本普及新型农村合作医疗制度。"就政府的支持而言，2008—2010 年，财政对新型农村医疗保险制度的补助从 2007 年的 40 元分别提高到 2008 年的 80 元和 2010 年的 120 元，为新型农村医疗保险制度的全面推广提供了坚实的物质保障。

第四，"规范发展"发展阶段（2011 年至今）。2011 年以后，新型农村医疗保险制度进入规范发展时期。这主要体现在以下两个方面：一是相关法律法规陆续出台，例如 2010 年 10 月十一届人大常委会通过并于 2011 年 7 月 1 日正式生效的《中华人民共和国社会保险法》对新型农村医疗保险制度作了原则规定，并授权国务院制定管理办法；再如，2011 年 5 月，卫生部、财政部联合下发《关于进一步加强新型农村合作医疗基金管理的意见》等。二是新型农村医疗保险制度工作取得新的进展。这表现在：（1）覆盖人群保持稳定，筹资水平显著提高。2011 年，全国参加新型农村医疗保险制度人数为 8.32 亿人，参合率超过 97%，继续稳定在高位；全年受益 13.15 亿人次。各级财政对新型农村医疗保险制度的补助标准从每人每年 120 元提高到 200 元。（2）保障水平进一步提高，保障范围不断扩大。门诊统筹工作普遍开展，新型农村医疗保险制度政策范围内的住院费用报销比例从 60% 提高到 70% 左右，最高支付限额从 3 万元提高到不低于 5 万元。（3）提高农村居民重大疾病试点工作成效明显。（4）经办服务能力与服务水平进一步提高。普遍实现了统筹区域内农村老年人看病就医即时结算报销资金的目标，超过 70% 的统筹地区实现省市级定点医疗机构即时结报，超过 70% 的地区开展了不同形式的支付方式改革等。

新型农村医疗保险制度的发展趋势见图3-5：

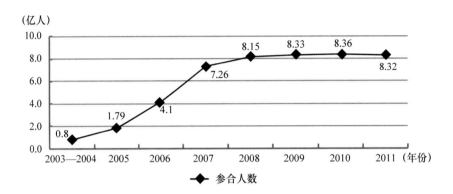

图3-5 2003—2011年新型农村医疗保险制度参合人数发展趋势

第二节 农村医疗保险制度的变迁路径①

"需求—供给"分析方法是正统经济理论分析经济问题的基本方法。新制度经济学有效地把"需求—供给"分析方法拓展到制度分析领域。制度选择及制度变迁可以用"需求—供给"这一经典的理论构架来进行分析（林毅夫，1989年）。作为解决农村老年人医疗卫生保健问题的基本制度安排，传统农村医疗保险制度的产生和发展是多种因素共同作用的结果。从大的方面来说，"制度需求"因素和"制度供给"因素是农村合作医疗制度产生与发展的两大历史动因。同时，一种制度的产生，还受到当时社会经济发展环境的深刻影响。因此，制度需求因素、制度供给因素和制度产生环境，共同决定了一种制度供求均衡的实现路径。

---

① 本部分内容主要引用于长永《新型农村社区制度实施效果与问题实证研究》，湖北人民出版社2015年版，第31—38页。

一　传统农村医疗保险制度的变迁路径

（一）制度需求因素

20 世纪 30 年代，是一个"全球战祸连年"[①] 的时代，中国人民也在"内扰"与"外患"中饱受着战火之苦，传统农村医疗保险制度正是在这样一个时代背景下产生并逐渐发展的。在当时，由于农村老年人的生活水平很低，医疗卫生条件也比较差，战争的持续更是恶化了农村老年人的生存环境，导致各种传染病、流行病和地方病肆意蔓延。据不完全统计，从抗日战争到中华人民共和国成立前夕，因霍乱死亡的人数达 10 万以上，1938 年仅上海市因霍乱死亡的人数就达到 2400 人；1900—1949 年鼠疫发病人数累计达 115.6 万人，死亡 102.9 万人，患病死亡率达 89%；1939—1949 年，全国天花病患者达 38 万人，数以万计的人死于天花；黑热病一度曾在 16 个省区市流行，遍及 665 个县市，1935 年江苏省对 3 个县的调查显示，黑热病患者达 10 万人以上，死亡率占 5%。[②] 除此之外，还有血吸虫病、结核病、猩红热、麻风病、伤寒等各种流行疾病侵蚀着农村老年人的健康。

除了各种传染病和流行病之外，全国 80% 的地区有地方病。地方性甲状腺肿流行于 28 个省区市的 464 个县（旗、市），患者超过 1300 万人，2.7 亿人受到该病威胁。死亡率极高的克山病在东北三省、内蒙古、甘肃、西藏、陕西、云南、四川、河北、河南、贵州和湖北等 15 个省、自治区的 309 个县（旗）流行。[③] 在各种疾病的影响下以及当时的医疗技术水平有限，产妇和婴儿的死亡率非常高。据记载，当时大城市产妇死亡率平均为 15‰，婴儿死亡率城市为 130‰，农村为 170‰，

---

① 费孝通：《江村经济——中国农村老年人的生活》，商务印书馆 2002 年版，前言第 2 页。

② 《当代中国》丛书编辑部：《当代中国的卫生事业》（上），中国社会科学出版社 1986 年版，第 16 页。

③ 钟雪生：《中国农村传统合作医疗制度研究》，博士学位论文，中共中央党校，2008 年。

全国每年有 20 多万妇女和 100 多万新生儿死亡，婴儿死亡率达 200‰。[1] 国际比较见表 2 - 1。据 20 世纪 30 年代的调查，出生婴儿活满 1 岁的只有 84% 左右，能够活满 15 岁者，男性为 56.2%，女性为 57%，接近一半的婴儿在 15 岁之前死亡。人均寿命在 35 岁左右，是当时世界上平均寿命最低的国家之一。[2]

表 3 - 1　1932 年人口死亡率、婴儿死亡率和产妇死亡率的国际比较

国别	人口死亡率（‰）	婴儿死亡率（‰）	产妇死亡率（‰）
美国	10.9	59.0	6.5
日本	17.7	118.0	2.9
比利时	13.2	87.0	4.9
瑞士	12.1	48.0	4.4
中国	30.0	200.0	14.0

注：钟雪生：《中国农村传统合作医疗制度研究》，博士学位论文，中共中央党校，2008 年。

十分猖獗的各种传染病、流行病、地方病等疾病的广泛存在，给农村老年人的健康带来了很大威胁，并进一步影响农业生产的顺利进行。广大农村老年群众对改善农村卫生条件和"防治疾病的迫切需要，成为传统农村合作医疗制度产生的催化剂"（张自宽等[3]，1996），成为传统农村医疗保险制度产生与发展的"制度需求"因素。

（二）制度供给因素

制度供给因素包含制度供给现状和制度供给能力两个方面的问题。

---

[1]　黄永昌：《中国卫生国情》，上海医科大学出版社 1994 年版，第 19—20 页。

[2]　顾杏元：《我国人民的平均寿命》，《中国卫生年鉴》，人民卫生出版社 1984 年版，第 43 页。

[3]　张自宽等：《关于我国农村合作医疗保健制度的回顾性研究》，《中国农村卫生事业管理》1996 年第 6 期。

从制度供给现状看：一是缺医少药问题严重，医疗技术水平差。河北省清河县的调查发现，1932 年每个村有 1 名医生的村子有 12 个，有 2 名医生的村子有 3 个，有 3 名医生的村子有 1 个，有 4 名医生的村子有 1 个，在被调查的 17 个村子中，只有 25 名医生，其中西医只有 1 个。从药铺情况看，有药铺的村子有 10 个，其中，有 1 个药铺的村子有 8 个，有 2 个药铺的村子有 1 个，有 3 个药铺的村子有 1 个，共有 13 个药铺，其中西药铺只有 1 个。实验区产婆数量 50 人，其中，有 1 个产婆的村子 19 个，有 2 个产婆的村子有 9 个，有 3 个产婆的村子有 1 个，有 4 个产婆的村子有 1 个，有 6 个产婆的村子有 1 个。[1] 二是农村卫生管理落后。这表现在：（1）卫生机构残缺不全。到 1945 年底，全国 22 个省，只有 16 个省设立了卫生处。（2）医疗机构极为匮乏。到 1947 年底，全国有大小医院约为 2000 所，卫生技术人员 2.3 万人，病床 9 万张，而且大多集中在大城市。（3）卫生技术人员缺乏。到 1949 年底，全国中西医药卫生技术人员只有 50.5 万人，每一千个人中拥有 0.92 个卫生技术人员。[2]

从制度供给能力来看：一方面，20 世纪 30 年代，"由于国外资本主义势力疯狂掠夺和国内军阀地主的残酷剥削，中国农村经济进入崩溃的边缘，农业生产衰败凋敝"[3]，农村老年人生活在地主的剥削和国民政府的"暴敛"中日益贫困。同时，由于连年的战争，国民经济遭到严重破坏，而且有限的物质资源还需要优先满足战事的需要，在这种"一穷二白"的背景下，医疗卫生事业费微乎其微，能够用于农村老年人的就更是少得可怜。另一方面，由于卫生教育在当时极为落后，使得医药技术人员供给乏力，导致制度供给缺乏必要的人才支撑。据统计，

---

① 刘仲翔：《华北农村医药卫生变迁——以定县为例的医学社会学研究》，博士学位论文，中国人民大学，2005 年。

② 钟雪生：《中国农村传统合作医疗制度研究》，博士学位论文，中共中央党校，2008 年。

③ 姚兆余：《农村合作运动与农业技术的植入——以民国时期江苏省为例（1927—1937）》，《中国农史》（南京）2008 年第 4 期。

1928—1947 年，20 年中只有高等医学院校毕业生 9000 人，在 40 年里仅培养出 2 万名正式医生，300 名牙科医生，2000 名药剂师，1.3 万名护士和 1 万名助产士，而且大多数集中在城市。① 资金和医药技术人员的双重匮乏，导致当时农村医疗卫生制度供给能力严重不足。

（三）制度供求均衡路径

制度供求均衡的实现路径取决于制度供求力量的对比以及当时的社会经济发展环境。就制度需求因素而言：一方面，各种传染病、流行病和地方病的频发，对农村老年人的生产和生活构成极大威胁，出于防病治病的直接目的，农村老年人对发展农村医疗卫生事业有着非常迫切的需要；另一方面，农村老年人自身的收入水平非常低下，对医疗卫生保健的需要难以转化为有效的医疗保健需求。例如，1929 年，河北省拥有 40 万人口的定县，人均年收入只有 50 元，然而，可用于医药支出的费用只有 0.3 元左右。② 就制度供给因素而言：一方面，制度供给质量非常差，这表现在：缺医少药，医生的技术水平低下，城乡分布不平衡，中西医发展不协调等；另一方面，制度供给能力非常差，这表现在：农村卫生事业经费奇缺，卫生教育落后导致的医药技术人才供给乏力。在这种背景下，农村"合作运动"的兴起，为农村老年人解决"看病难，看病贵"问题提供了新的思路。

合作思想发端于 19 世纪的西方国家，五四运动前后逐渐传入中国，到 20 世纪 30 年代，中国农村合作运动已经比较普遍。在当时，"农村老年人用钱，有信用合作社，摆脱了高利贷的剥削；购买商品，有供销合作社，摆脱了奸商的剥削；种田，有农业合作社，摆脱了天灾人祸的威胁"③，受此启发，通过合作的方式解决农村老年人医疗保健问题的思想顺势而生。当时，由于西医西药的极度缺乏，"'三土'（土医、土

---

① 钟雪生：《中国农村传统合作医疗制度研究》，博士学位论文，中共中央党校，2008 年。
② 张大庆：《中国近代疾病社会史（1912—1937）》，山东教育出版社 2006 年版，第 12 页。
③ 向清、杜冰：《"合作医疗之父"覃祥官》，《健康报》2008 年 12 月 5 日。

药、土药房）、'四自'（自种、自采、自制、自用）"①成为解决农村老年人看病就医问题的主要方式。由于这种"合作方式"起到了很好的效果，得到了国家主席以及卫生部主要领导的高度肯定，特别是在"文化大革命"时期，曾一度推广至全国90%的生产大队，形成了"自下而上"的农村老年人医疗制度供求均衡路径，成为解决农村老年人医疗保健问题的独特模式。

二　新型农村医疗保险制度的变迁路径

（一）制度需求因素

新型农村社会医疗保险制度实质就是新型农村合作医疗制度，其产生的需求因素，主要体现在以下几个方面：

第一，农村老年人对防病治病的迫切需要。一方面，传统农村医疗保险制度的解体和基层卫生组织的衰落，严重削弱了农村公共卫生、预防保健工作的保障功能，导致一些已经被控制和消灭的传染病和地方病又重新回升，严重威胁着农村老年人的身心健康；另一方面，医疗卫生领域的市场化改革，使得医药费用不断上涨，农村老年人"应就诊未就诊，应住院未住院"现象相当普遍。据2003年国家卫生服务调查显示，群众有病时，有48.9%的人应该就诊而不去就诊，有29.6%的人应该住院而不住院。②同时，由于医药费价格的快速上涨以及城乡医疗资源配置的失衡，农村老年人"看病难，看病贵"问题非常普遍，农村中"因病致贫，因病返贫"的农村老年人占贫困户的30%—40%，有些省份甚至高达60%以上③，给农村老年人的生产与生活带来严重影响。

---

① 胡振东：《"中国农村合作医疗之父"——覃祥官》，《海内与海外》2000年第7期。

② 张自宽、赵亮等：《中国农村合作医疗50年之变迁》，《中国卫生》2006年第3期。

③ 杨殿兴、苏小川：《发挥中医药优势走我国医疗卫生保障的特色之路》，《中国中医药报》2005年11月4日。

第二，风险的多元化，要求医疗保障的社会化。改革开放以来，中国社会经济取得了举世瞩目的伟大成就，但发展中的不平衡和结构性矛盾，也带来诸多社会矛盾与问题，改变了传统社会单一的风险结构，使人们面临的风险日益多元化，而健康风险、疾病风险是其中的重要风险形式。同时，市场经济的深入发展，不仅改变了农村家庭的双重功能结构，即社会化大生产弱化了家庭的生产功能，而强化了家庭的社会保障功能，但家庭规模的小型化和核心化发展趋势以及人口流动趋势的加剧，却又弱化了家庭的社会保障功能。在"风险社会"背景下，农村老年人需要社会化的风险应对措施。在中国社会保障制度城乡二元结构长期存在、发展极不均衡且在短期内无法取得明显改善的背景下，在计划时期对解决农村老年人疾病风险、缓解农村老年人"看病难"和"看病贵"的问题发挥过重要作用的合作医疗制度，成为农村老年人"情有独钟"的选择和依靠。

第三，农村老年人收入水平的提高，为农村老年人新的制度需求提供了一定的物质基础。尽管在 21 世纪初，中国农村老年人的收入水平依然比较低，只有不到 2500 元，而且广大的农村地区还有相当多的农村老年人没有摆脱贫困的困扰。据统计，按照世界银行划定的贫困标准，即人均每天一美元的生活标准，到 2003 年底，中国农村贫困人口仍有 9000 万人。[①] 但是，始于 20 世纪 80 年代初的农村经济体制改革，使得中国农村老年人的收入水平呈现出增长趋势（见图 3 – 6）。农村老年人人均纯收入的增长，农村老年人收入水平的提高，为农村老年人对医疗保障的制度需求提供了一定的物质基础。

（二）制度供给因素

制度供给因素主要包括政府的制度供给意愿和供给能力。从制度供

---

① 景天魁：《最低生活保障制度：特点和意义》，《中国社会科学院研究生院学报》2004 年第 4 期。

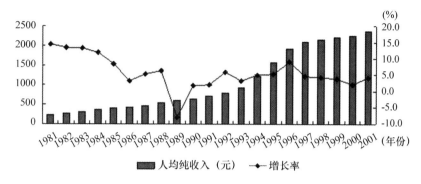

图 3 - 6　1981—2001 年农村老年人人均纯收入及增长率变化趋势

给意愿来看，体现在三个方面：一是保障农村老年人健康权的意愿。早在 20 世纪 80 年代中期，政府就曾经承诺，到 2000 年实现"人人享有卫生保健"的目标。但是，由于各种原因，未能实现上述目标，政府有责任和义务再次作出努力，保障农村老年人的基本健康权。二是反哺支持农村的意愿。中国社会经济取得的巨大成就，是以牺牲农村老年人的利益为代价的。研究表明，1952—1990 年，中国农业通过税收、"剪刀差"和储蓄等方式为工业化提供资金积累总量达 11594 亿元。[1] 三是维护社会公平的意愿。基尼系数是衡量一个国家收入分配公平的重要指标，2000 年中国基尼系数已经超过国际公认的警戒线 0.4，达到了 0.412[2]，社会分配公平问题非常突出。作为社会公平的调节器，农村社会保障制度建设的滞后，不仅没有起到本应起到的作用，反而进一步扩大了社会不公平，加快农村社会保障制度建设，加大政府投入力度，已经成为政府的重要任务。

　　从供给能力来看，政府的供给能力可以从两个方面来分析：一是中

---

　　① 冯海发、李薇：《我国农业为工业化提供资金积累的数量研究》，《经济研究》1993 年第 9 期。

　　② 国家统计局科研所：《中国全面建设小康社会进程统计监测报告（2011）》（http：//www. stats. gov. cn）。

国经济总量的快速增长；二是中国财政收入的快速增加。中国经济的快速增长，为财政收入的快速增加提供了重要基础，财政收入的快速增加，为政府支持农村合作医疗制度发展提供了重要条件。从中国 GDP 的总量及其增长趋势来看（见图 3 - 7），从 2001 年到 2010 年，中国国内生产总值从 109655 亿元增长到 397983 亿元，十年来平均年增长速度达到 10.34%。

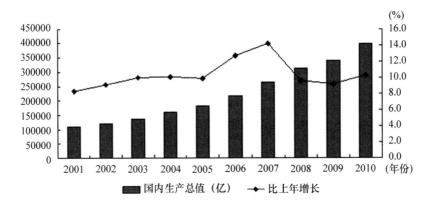

图 3 - 7　2001—2010 年中国 GDP 总量及增长率变化趋势

从中国财政收入的总量及其增长趋势来看，国家统计局发布的《从十六大到十八大经济社会发展成就系列报告之一》指出，到 2011 年中国财政收入超过 10 万亿元，达到 103740 亿元，比 2002 年增长 4.5 倍，年均增长 20.8%。① 其增长趋势见图 3 - 8。中国财政收入的快速增长，为政府的制度供给提供了坚实的物质基础和财力保障。

（三）制度供求均衡路径

制度供求均衡的实现路径取决于制度供求力量的对比以及当时的社会经济环境。从制度供求力量的对比来看，一方面，中国社会经济发展

---

① 国家统计局综合司：《从十六大到十八大经济社会发展成就系列报告之一》（http：//www.stats.gov.cn）。

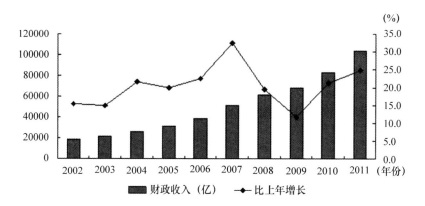

图 3 - 8　2001—2010 年中国 GDP 总量及增长率变化趋势

注：数据来自《从十六大到十八大经济社会发展成就系列报告之一》，见国家统计局官方网站。

到 2002 年，政府的制度供给能力已经得到了很大的提升，而且从 2002—2011 年，中国国内生产总值和财政收入均保持快速增长趋势，财政收入的年增长率超过了 20%，到 2011 年时已经突破了 10 万亿元大关，政府有能力提供更高水平的农村老年人医疗保健制度。另一方面，传统合作医疗制度的解体和农村基层卫生组织的衰落，农村老年人面临着非常严重的疾病风险的困扰，"因病致贫，因病返贫"问题已经比较普遍，农村老年人对医疗保健制度的需求，已经不仅仅是解决自己面临的生存风险的需要，更是成为促进农村经济健康发展、维护农村社会稳定的需要。

从现时的社会环境来看，中国的社会环境已经发生了很大的变化，对制度供求均衡实现路径有着重大影响。这表现在：一是人民公社制度已经不复存在，取而代之的是集体所有队为基础和家庭联产承包责任制共存的"双层经营体制"，这决定了农村老年人医疗保健制度统筹层次很难再以乡或行政村为单位。二是计划经济体制已经被市场经济体制所取代，使农村老年人和医疗服务提供者的自利行为得以在最大限度内释放，例如 1990—1999 年，农村老年人平均纯收入增长了 2.2 倍，而农村老年人每人次的平均门诊费用和住院费用，分别增长了 6.2 倍和 5.1 倍。① 同时，农村老年人收入差距的拉大，意味着计划经济时期传统农村医疗保险制度所蕴含的"合作方式"，已不再适合。三是城乡"二元结构"的广泛存在，甚至日益深化和固化，导致城乡差距日益拉大，贫富分化更加严重，等等，倒逼政府的社会经济政策必须尽快作出适应时代需求的调整。在这种背景下，一种以政府为主导，"自上而下"的制度供给模式，成为新时期农村老年人医疗保健制度供求均衡的实现路径。

第三节　农村医疗保险制度的基本特点

站在整体的角度看，农村医疗保险制度的发展历史具有非常明显的特点，而这个特点是农村医疗保险制度发展的阶段性和制度断裂性。因此，农村医疗保险制度的基本特点，也可以从"新"与"旧"相互对比的角度，分别从制度供求均衡路径的差异性，来总结农村医疗保险制度的基本特点。

一　制度供求均衡路径的两阶段性

不同时期的农村医疗保险制度，制度供求均衡的实现路径是存在显著差异的。传统农村合作医疗制度是一种"自下而上"的制度发展路径，相反，新型农村医疗保险制度采用的则是"自上而下"的实现路径。"自下而上"中的"下"是指基层实践，说的是传统农村医疗保险制度的产生源自农村老年人的实践，而非政府的"顶层设

---

① 《建立新型农村社会保障制度研究》课题组：《建立新型农村社会保障制度研究》，安徽大学出版社 2008 年版，第 28 页。

计"，这正如王绍光（2008）所说："这种新的实践源自农村老年人，而不是决策者与专家。"① "自下而上"中的"上"是指政府，并遵循从各级地方政府到中央政府的逻辑顺序，说的是传统农村医疗保险制度的产生源自农村老年人的实践，而这种实践依次得到了地方政府和中央政府的肯定与支持，进而转化为中央政府的政治意愿，并出台相关的政策文件使得源自农村老年人的这种实践得到规范与发展。从制度变迁的角度来讲，传统农村医疗保险制度的产生是一种诱致性制度变迁（孙淑云②，2011）。它遵循"农村老年人—地方政府—中央政府—地方政府—农村老年人"的内在逻辑，其中，农村老年人是该逻辑链条中的核心主体。随着农村经济体制改革的全面推开，传统农村医疗保险制度存续的基础和平台被彻底打破，这种制度也就很快陷入了解体。

"自上而下"中的"上"是指顶层设计，并遵循从中央政府到各级地方政府的逻辑顺序，说的是新型农村医疗保险制度的产生源自中央政府的"顶层设计"，其具体表现形式是在新型农村医疗保险制度尚未开始付诸实践之前，中央政府就已经出台了相关制度和文件，明确了制度建设的基本原则和政府的主要职责，特别是中央政府与地方政府的筹资责任。然后以"政治任务"的形式"下派"到各级政府，最终由基层政府卫生部门负责组织实施，进行试点与经验的总结。"自上而下"中的"下"是指农村老年人，说的是新型农村医疗保险制度的试点与发展，是在农村老年人的积极参与下展开的，农村老年人是政策的落脚点，新型农村医疗保险制度在农村老年人的反馈中逐渐发展与完善。从制度变迁的角度来讲，新型农村医疗保险制度的产生是一种强制性制度

---

① 王绍光：《学习机制与适应能力：中国农村合作医疗体制变迁的启示》，《中国社会科学》2008 年第 6 期。
② 孙淑云：《关于新型农村合作医疗制度社会保障属性的分析》，《经济问题》2011 年第 1 期。

变迁（孙淑云[①]，2011）。它遵循"中央政府—地方政府—农村老年人—地方政府—中央政府"的内在逻辑。其中，政府在该逻辑链条中居于主导地位。因此，可以预测，一旦政府决策的焦点发生转移，当政府对新型农村医疗保险制度的重视程度下降之后，这种制度将有可能逐渐滑坡甚至再次陷入解体。

二 制度互助共济的两阶段性

医疗保险制度发展的理论基础是大数法则，实质是疾病风险导致的医疗费用成本在不同参保人之间的"互助共济"，传统农村医疗保险制度与新型农村医疗保险制度的覆盖范围、筹资模式差异很大，因此，互助共济的特点具有明显的两阶段性。传统农村医疗保险制度的互助共济特点是"民办公助"，而新型农村医疗保险制度的互助共济特点是"公办民助"。其中，"民办公助"是指以群众为主体兴办各种社会事业，政府给予一定支持的一种建制模式。其中"民"是指人民或群众，在这里指的是农村老年人，"公"是指政府。在这种模式中，农村老年人居于主导地位和主动地位，而政府的作用在于引导和规范。因此，"民办公助"也是一种社会企业的治理模式。传统农村医疗保险制度的"民办公助"性质，主要体现在它是按照农村老年人出资、集体资助和政府支持的"三方责任"原则建立起来的一种农村老年人医疗互助共济制度。其中，互助共济主要体现在"农村老年人"与"农村老年人"之间的互助，而非政府与农村老年人之间的互助。在整个传统农村医疗保险制度的发展过程中，政府的主要作用在于引导和规范，并没有承担相应的筹资责任。尽管在 1955 年以后，传统农村医疗保险制度的发展

---

① 孙淑云：《关于新型农村合作医疗制度社会保障属性的分析》，《经济问题》2011 年第 1 期。

已经具有了"保险性质"①，但其经费来源主要还是来自于农村老年人与集体公益金，政府并没有承担主要筹资责任。因此，传统农村医疗保险制度的"民办公助"的性质并未发生改变。

与"民办公助"相对应，"公办民助"是指由政府出资兴办各种社会事业，而群众给予一定支持的一种建制模式。在这种模式中，政府居于主导地位，而群众处于辅助地位。新型农村医疗保险制度的"公办民助"性质，主要体现在它是按照政府主导的原则建立起来的一种农村老年人医疗互助共济制度。政府的主导地位体现在三个方面：一是这种制度的产生开始于政府的"顶层设计"，而不是农村老年人的基层实践；二是政府的出资在新型农村医疗保险制度筹资总额中占绝对多数，政府出资比例超过了总筹资规模的三分之二；三是基层政府负责组织新型农村医疗保险制度的试点和推广。新型农村医疗保险制度的互助共济行为，主要体现在政府与农村老年人之间的互助，而不是农村老年人与农村老年人的互助。农村老年人的辅助性质主要体现在两个方面：一是农村老年人的出资只占筹资总额中很小的份额，并且这种份额呈现出逐渐下降的趋势（见表3-2和图3-9）。二是农村老年人在新型农村社会医疗保险制度发展中，也起到了"监督"与"执行"的作用，但这种作用是"间接"的，而不是"直接"的，只是一种名义上的"监督"与"执行"作用。因此，与其说新型农村社会医疗保险制度是一种"公民合办"②的农村老年人医疗互助共济制度，还不如说其是一种"公办民助"的农村老年人医疗互助共济制度。

---

① 王禄生、张里程：《我国农村合作医疗制度发展历史及其经验教训》，《中国卫生经济》1996年第8期。

② 林闽钢：《我国农村合作医疗制度治理结构的转型》，《农业经济问题》2006年第5期。

表 3 - 2   2003—2011 年新型农村社会医疗保险制度资金筹资情况

	2003 年	2004 年	2005 年	2006 年	2007 年	2008 年	2009 年	2010 年	2011 年
农村老年人缴费额（元）	10	10	10	10	10	20	20	30	30
政府补贴额（元）	20	20	20	40	40	80	80	120	200
基金筹集规模（元）	30	30	30	50	50	100	100	150	230
农村老年人缴费比例（%）	33.3	33.3	33.3	20.0	20.0	20.0	20.0	20.0	13.0

注：本表所列数据是根据国务院规定的最低筹资额度整理的数据，实践中的缴费比例各个地区是有一定的差异的，中东部地区或社区经济比较发达地区的农村老年人缴费可能多于政府规定的最低数额，这些地方政府的补贴也可能更多一些，但就全国而言，无论农村老年人缴费的实际额度是多少，农村老年人缴费比例都只占基金筹集规模中很小的一部分，这是事实。因此，这里的农村老年人缴费比例只是一个概数，不必细究农村老年人缴费比例的确切数据，事实上也无法或很难真实统计全国农村老年人的实际缴费比例。

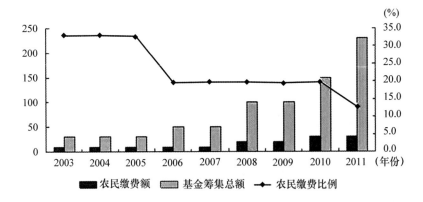

图 3 - 9　2003—2011 年农村老年人出资占筹资总额中份额的变化趋势

三　制度基本属性的两阶段性

财政对农村医疗保险制度的深度参与，是传统农村医疗保险制度与新型农村医疗保险制度的最大差异，这种差异不仅导致传统农村医疗保险制度与新型农村医疗保险制度发展的成效差异，也成为制度基本属性差异的重要源泉。财政对农村医疗保险制度是否进行参保资助以及资助的程度，决定了农村医疗保险制度是否具有福利性以及福利特点的明显程度。农村医疗保险制度是否具有福利性特点？首先需要回答什么是福利性。"福利"是一个含义比较宽泛的概念，有"大福利"与"小福利"之分。①

"大福利"指社会福利是整个社会保障体系的总称，涵盖了社会保险、社会救助、社会优抚等内容；"小福利"指社会福利只是社会保障体系中的一个方面，即社会保障包含社会保险、社会救助、社会福利和社会优抚。在人民公社体制下，传统农村医疗保险制度是一种"集体福利"制度②，这里的"集体"指"福利"提供的主体，主要是指传统农村医疗保险制度在发展中，是以集体经济为依托，得到了集体经济组织的大力支持，并且这种支持在传统农村医疗保险制度发展中起着决定作用，而农村老年人在缴纳了很少的保险费后（例如，米山乡的做法是农村老年人每年交两毛钱，乐园公社的做法是农村老年人每年交1元钱），就可以享受到"看病吃药不要钱"的医疗服务，表现出典型的集体福利性质。因此，也有学者把传统农村医疗保险制度，称之为一种"嵌入在集体主义组织构架之中的社区医疗保险制度"③。

新型农村医疗保险制度在发展中表现出明显的"社会福利"特征。④ 这里的"社会"指"福利"的提供主体是政府，与其对应，农村老年人是这种"福利"的享受主体。新型农村社会医疗保险制度所表现出的社会福利特点，又不能称之为严格意义上的"国家福利"，虽然"国家福利"的提供主体也是政府，但是严格意义上的"国家福利"

---

① 万国威：《我国三类人群社会福利现状的定量研究》，《人口学刊》2012 年第 3 期。
② 王延中：《合作医疗 30 年的经验与教训》，《中国卫生政策研究》2008 年第 2 期。
③ 顾昕：《走向全民医保：中国医疗保障体系的制度演变》，《中国社会保障制度建设 30 年：回顾与前瞻学术研讨会论文集》，2008 年，第 118—132 页。
④ 刘祚祥：《农户的健康风险分担与新型农村合作医疗研究述评》，《经济评论》2008 年第 4 期。

（比如西方福利国家的国家福利）的享受主体在缴税后是无需再缴社会保险费的。

之所以说新型农村社会医疗保险制度具有明显的"社会福利"特点，是因为在新型农村社会医疗保险制度的发展中，政府无论从制度设计，还是从筹资责任等，都表现出明显的主导性，农村老年人也承担了缴费的义务，但农村老年人居于辅助地位，因为农村老年人的缴费在新型农村社会医疗保险制度筹资总额中的比例相对较低，并且呈现出逐渐下降的趋势。新型农村社会医疗保险制度发展中体现出的"政府、集体与个人"三方筹资原则，又显示出其所蕴含的"社会医疗保险制度"的特点。这正如胡善联所说："新型合作医疗的筹资，已经从单纯的社区筹资发展到政府与社区筹资相结合的模式，开始具有合作保险的性质。"[1] 但是，政府在新型农村社会医疗保险制度资金筹资、组织运营和监督管理等方面的主导地位，决定了新型农村社会医疗保险制度是一种农村老年人的"社会福利"。

四 制度保障范围的两阶段性

作为一种疾病风险的转嫁机制，农村医疗保险制度的核心目标是分散农村老年人的疾病风险。这里面就有"保大病"和"保小病"之分的问题。"保大病"抑或"保小病"或者"保大病"与"保小病"兼而有之，说的是农村合作医疗制度设计与实践运行中，农村老年人医疗费用支出的补偿模式问题。"大"与"小"指的是新型农村医疗保险制度的补偿范围，"保大病"是指农村医疗保险制度只补偿大病医疗费用，大病的衡量标准是"是否住院"；"保小病"是指农村医疗保险制度对小额的医疗费用给予补偿的制度模式，"保小病"的表现形式是"门诊费用"。农村医疗保险制度在实践中具体采用哪种补偿模式，不

---

① 胡善联：《新型农村合作医疗的研究方向》，《卫生经济研究》2004 年第 6 期。

仅与农村老年人的自我保障能力有关，也与农村医疗保险基金筹集规模有关，还与农村医疗保险制度建设的目标以及农村社会经济发展水平和发展环境有关。

在计划经济时期，尽管农村老年人的自我保障能力特别是大病自我保障能力非常有限，因为农村老年人的收入水平非常低，因此，传统农村医疗保险制度采用的是"保小病，不保大病"的补偿模式。这一方面是因为，传统农村医疗保险制度的产生与发展，是在中国"一穷二白"的社会经济背景下展开的，农村医疗保险制度的基金规模有限，大病保障能力较低；另一方面是因为，传统农村医疗保险制度的建设目标是让农村老年人"人人享有卫生保健"，是以预防为主的疾病治理模式，主要目的是医治农村老年人面临的小病，防止"小病拖成大病"，起到"无病早防，有病早治"的作用。

新型农村医疗保险制度采用的是"大病统筹为主，兼顾小病补偿"的制度模式（贾康、张立承①，2005）。新型农村医疗保险制度实行"大病统筹为主"：一方面是因为，随着农村老年人收入水平的不断提高，一般的小病农村老年人有能力进行自我保障，即风险自留；另一方面是因为，农村老年人面临的主要医疗费用支出风险在于大病风险，实行"大病统筹"缓解农村老年人的"大病风险"，能够起到有效防止农村老年人"因病致贫，因病返贫"的作用，同时，新型农村医疗保险制度的基金规模也支持大病补偿模式。"兼顾小病补偿"主要是为了增加制度的吸引力，提高农村老年人参加新型农村医疗保险制度的积极性和意愿，防止农村老年人"逆向选择"行为的发生，因为大病的发病率是非常低的，从目前情况看缴费农村老年人中因大病住院者只占农村老年人总数的1%—3%。② 但是，在实际运作中，这种"兼顾小病补

---

① 贾康、张立承：《改进新型农村合作医疗制度筹资模式的政策建议》，《财政研究》2005 年第 3 期。
② 杨团：《新型农村合作医疗政策需要反思》，《科学决策》2005 年第 6 期。

偿"的制度模式，并没有起到非常好的效果，也因此受到专家学者的诟病。

五 制度统筹层次的两阶段性

农村医疗保险制度的统筹层次，决定了医疗保险制度分散疾病风险的范围和能力。统筹层次越高，农村医疗保险制度分散疾病风险的范围越大，农村医疗保险制度应对疾病风险的能力越强。统筹层次不同是传统农村医疗保险制度与新型农村医疗保险制度的又一重大差异。传统农村医疗保险制度的统筹层次是"乡镇统筹"，即疾病风险在各个乡镇之间进行分散，而新型农村医疗保险制度是"县级统筹"为制度建设初期的统筹原则。传统农村医疗保险制度是一种"集体福利"制度，这种制度存在的基础是"政社合一"的集体经济组织，这决定了传统农村医疗保险制度的统筹层次比较低，以"乡镇统筹"是当时的社会经济发展环境和模式决定的。

尽管传统农村医疗保险制度在全国不同地区存在"村办村管理、村办乡管理、乡村联办型、乡办乡管理"[1] 等多种管理形式，但就其统筹层次而言，大多以乡或行政村为统筹单位。这种统筹模式，不仅仅存在于计划经济时期，也存在于传统农村医疗保险制度的重建时期。例如，广州市番禺区从 20 世纪 90 年代逐步恢复农村合作医疗制度，到 2004 年农村合作医疗覆盖的农村人口达到 82%，形成了镇办、镇村联办、村办和商业性保险参与管理等四种模式[2]（余楚风[3]，2006）。再如，

---

[1] 林闽钢：《我国农村合作医疗制度治理结构的转型》，《农业经济问题》2006 年第 5 期。

[2] 四种模式的具体含义：镇办模式是指，由镇统一筹资标准和报销标准，超支部分由镇负担；镇村联办模式，是指由镇统一筹资和报销标准，各村分账管理，超支由村负担；村办模式是指，由各村自行确定标准，并进行管理；商业性保险模式是指，以镇（街）为单位，由保险公司承包，作为商业活动自主经营，保险公司从筹集资金中直接赚取利润和管理费。

[3] 余楚风：《走政府主导的、有效率的"新农合"之路——以广州市番禺区为例》，《中国社会保障》2006 年第 10 期。

2002 年中西部地区有 177 个乡建立了以"乡办乡管"类型为主的农村合作医疗制度。[①] 由于传统农村医疗保险制度的统筹层次比较低，基金筹集规模非常有限，因此抵抗疾病风险能力也比较低（孙淑云[②]，2011）。

为了避免传统农村医疗保险制度统筹层次过低、风险分散能力差的问题，新型农村社会医疗保险制度在试点之初，就明确表明实行"县（市）级统筹"。《国务院办公厅转发卫生部等部门关于建立新型农村合作医疗制度意见的通知》明确指出："新型农村合作医疗制度一般采取以县（市）为单位进行统筹。条件不具备的地方，在起步阶段也可采取以乡（镇）为单位进行统筹，逐步向县（市）统筹过渡。"

从新型农村医疗保险制度的试点情况来看，基本上都是以县为统筹单位。2008 年在全国新型农村合作医疗工作会议上，卫生部领导提出，开展新型农村合作医疗制度以地市为统筹层次的试点，统筹层次得到进一步提高。[③] 新型农村医疗保险制度统筹层次的提高以及基金规模的扩大，相对于传统农村医疗保险制度而言，新型农村医疗保险制度抵抗疾病风险的能力大幅度提高。

2020 年 3 月 5 日，中共中央国务院《关于深化医疗保障制度改革的意见》指出："按照制度政策统一、基金统收统支、管理服务一体的标准，全面做实基本医疗保险市地级统筹。探索推进市地级以下医疗保障部门垂直管理。鼓励有条件的省（自治区、直辖市）按照分级管理、责任共担、统筹调剂、预算考核的思路，推进省级统筹。"目前，全国只有 7 个地区实现了省级统筹，分别为北京、上海、天津、重庆、青

① 曹普：《1978—2002：关于农村合作医疗存废的争论与实证研究的兴起》，《中共云南省委党校学报》2010 年第 1 期。

② 孙淑云：《关于新型农村合作医疗制度社会保障属性的分析》，《经济问题》2011 年第 1 期。

③ 王东、石宏亮：《中国新型农村合作医疗制度特征探析》，《中州学刊》2009 年第 3 期。

海、海南和宁夏，即四个直辖市和三个人口减少的省份。其中，北京、上海、天津三个直辖市在 20 世纪 90 年代末期开始建立农村医疗保险制度的时候就着手建立市级统筹，而重庆市则是在 2012 年全面实现居民医疗保险制度的市级统筹。

第四章　农村医疗保险制度的
综合保障能力评价

　　农村医疗保险制度的建设效果，不仅仅体现在农村医疗保险制度的覆盖面和参保率，更为重要的是农村医疗保险制度的综合保障能力，而农村医疗保险制度的综合保障能力，体现在名义上的保障能力和实际的保障能力两个方面。农村医疗保险制度名义上的保障能力体现在农村医疗保险制度"两线一段"的制度设计，即起付线、封顶线和报销比例。其中，起付线以下和封顶线以上的部分是患者自付部分，起付线以上和封顶线以下的部分患者与医疗保险按比例分担；农村医疗保险制度的实际保障能力，不仅取决于"两线一段"的制度设计，还体现在医疗保险制度"三大目录"限定的补偿范围，即基本医疗保险药品目录、诊疗项目目录和医疗服务设施目录。在"两线一段"保持不变的情况下，"三大目录"的补偿范围越大，农村医疗保险制度的实际保障能力就越大，反之，农村医疗保险制度的实际保障能力就越小。

　　对于试点初期的农村医疗保险制度，其建设的效果主要体现在制度的覆盖面和参保率两个方面。但是，由于农村医疗保险制度早在2010年前后就已经基本上实现了制度全覆盖和人群全覆盖，因此，再仅仅从制度覆盖面和参保率的角度来分析和评价农村医疗保险制度的建设效果已经难以全面反映农村医疗保险制度的建设效果。因此，本课题既要从是否参加农村医疗保险制度的角度分析其建设效果，又要从农村医疗保

险制度综合保障能力的角度来分析农村医疗保险制度的建设效果。既然
是评价农村医疗保险制度的综合保障能力，那么，构建一个什么样的测
量指标体系，以及指标体系的科学性，则是科学评价农村医疗保险制度
整合保障能力的关键环节。

第一节 综合保障能力的测量指标体系设计

如何科学评价农村医疗保险制度的综合保障能力是一个难题。因
为，农村医疗保险制度的综合保障能力是一个多维因素构成的概念。
2018 年 6 月 30 日，国家医保局成立以来，每一年都会定期公布医疗保
障事业发展统计公报和统计快报，其中，反映医疗保障制度建设成效的
指标包括参保率、覆盖面、受益人次、政策范围内的报销比例、享受待
遇人次、人均就诊次数、次均住院费用医保基金支出以及医保基金收支
结余情况等。① 这些指标既是反映城镇职工基本医疗保险制度建设成效
的指标，也是反映农村医疗保险制度建设成效的指标。但是，这些指标
更多是从"供给侧"的角度客观地分析医疗保险制度的建设效果，但
是，这些指标并没有真实地反映参保人员的医疗费负担情况，也无法准
确地反映患者的"因病致贫"和"因病返贫"问题，而这些才是医疗
保险制度建设的关键绩效。因此，有必要构建一个合理的测量指标体系
对农村医疗保险制度的综合保障能力进行科学的评价。

一 测量指标体系设计的依据

前文的分析已经表明，农村医疗保险制度有"新"与"旧"之分。
而且，新型农村医疗保险制度与传统农村医疗保险制度的建设目标并不

---

① 国家医疗保障局：《2019 年全国医疗保障事业发展统计公报》（http：//www. nhsa.
gov. cn/art/2020/6/24/art_ 7_ 3268. html），2020 年 6 月 24 日。

相同。因此，反映农村医疗保险制度综合保障能力的指标体系，也可以从"新"与"旧"的角度进行设计。但是，由于本课题所使用的数据是 2016 年的调查数据，而且传统农村医疗保险制度已经成为历史，那么，本课题所要测量的农村医疗保险制度综合保障能力，是新型农村医疗保险制度的综合保障能力，而不是传统农村医疗保险制度的综合保障能力。

科学评价一项制度或社会政策的实践效果，可以从多个角度展开。其中，政策目标与政策推行结果的差异，是反映一项社会政策或制度建设效果的衡量标尺。基于此，构建农村医疗保险制度综合保障能力的测量指标体系，需要综合考虑农村医疗保险制度的建设目标。那么，农村医疗保险制度的建设目标是什么呢？《中共中央 国务院关于进一步加强农村卫生工作的决定》明确指出，逐步建立新型农村合作医疗制度。"各级政府要积极组织引导农村老年人建立以大病统筹为主的新型农村合作医疗制度，重点解决农村老年人因患传染病、地方病等大病而出现的因病致贫、返贫问题。农村合作医疗制度应与当地经济社会发展水平、农村老年人经济承受能力和医疗费用相适应。有条件的地方要为参加合作医疗的农村老年人每年进行一次常规性体检。"①

2008 年卫生部根据《关于完善新型农村合作医疗统筹补偿方案的指导意见》文件精神，又专门出台了《卫生部关于规范新型农村合作医疗健康体检工作的意见》的文件，并且规定要因地制宜地开展新型农村医疗保险制度健康体检工作，明确体检的对象、时间、方式、经费来源以及健康体检机构应当具备的条件等具体问题。② 而且该文件还明确规定了哪些医疗机构可以作为参保人员的健康体检机构，参与健康体

---

① 中华人民共和国中央人民政府：《中共中央 国务院关于进一步加强农村卫生工作的决定》（http://www.gov.cn/gongbao/content/2002/content_ 61818. htm），2002 年 10 月 19 日。
② 卫生部：《卫生部关于规范新型农村合作医疗健康体检工作的意见》（http://laws. 66law. cn/law - 115122. aspx）。

检医疗机构的医疗设备配置（心电图、B超、X光机、生化分析仪等），还对医务人员的职业资格、技术操作规范、数量要求等问题作出明确的规定，如"每个健康体检项目至少配备1人，其中检验项目至少配备2人，从事体检的人员应具有与健康体检工作和农村居民常见病防治有关的知识和经验"[①]。

从农村医疗保险制度的试点文件可以看出，农村医疗保险制度的建设目标包括以下几个方面：一是解决农村老年人的"看病难"和"看病贵"问题，其中，"看病难"问题主要是农村老年人的医疗服务可及性和可得性较差引起的，而"看病贵"问题主要源于农村医疗保险制度补偿机制不合理引起的。二是缓解农村老年人的"因病致贫"和"因病返贫"问题，因为，"因病致贫"和"因病返贫"是新型农村医疗保险制度建立的主要背景，建立农村医疗保险制度当然要针对这一问题。三是提高农村老年人的健康意识和健康积极性。疾病的预防比疾病的治疗更加重要，疾病预防是一种积极主动的健康促进行为，而疾病治疗则是一种消极被动的健康促进行为。注重疾病的预防，解决农村老年人"小病拖成大病"问题是新型农村医疗保险制度建设的又一重要目标之一，而这一目标的实现，则是通过提高农村老年人的健康意识和看病积极性来实现的。

二 测量指标体系的选择

目前关于健康风险的评价，主要集中在环境污染等造成的健康风险评价，评价内容主要包含一系列城市污染的健康风险研究，如饮用水、空气、重金属和城市雨水回用的污染问题等。这类研究往往聚焦于具体的公共健康风险，并对其进行建模分析，通过比照具体的污染物数值的

---

① 卫生部：《卫生部关于规范新型农村合作医疗健康体检工作的意见》（http://laws. 66law. cn/law－115122. aspx）。

方式来诠释公共健康风险。在健康风险评估的具体方法上，主要采用美国环境总署（EPA）提出的健康风险评价法[①]，以美国环保署 EPA 推荐的人体暴露健康风险评价模型，来评价环境中重金属经手口摄食、呼吸吸入和皮肤接触等主要暴露途径造成的健康风险进行评估。[②]

本课题与环境健康风险评价方法不同，而是尝试构建一种新型的健康风险评价指标体系，对新型农村医疗保险制度的综合保障能力进行评价。鉴于前文的分析，新型农村医疗保险制度综合保障能力的测量指标体系，可以从三个方面加以选择：

一是新型农村医疗保险制度对提高农村老年人看病积极性、减轻农村老年人医药费用负担、改善农村老年人医疗卫生条件、改善农村老年人健康状况和提高农村老年人健康意识等方面所取得的实际效果。我们按照李克特量表的方式，设计为非常明显、比较明显、一般、不太明显和很不明显五个方面。并按照以下分值对五个答案对应的指标进行分别赋值，即非常明显 =5，比较明显 =4，一般 =3，不太明显 =2，很不明显 =1。农村医疗保险制度为农村老年人带来的客观效果，可以用表 4 – 1 加以反映。

表 4 – 1　　农村医疗保险制度对农村老年人看病带来的客观效果

	非常明显	比较明显	一般	不太明显	很不明显
看病积极性提高					
医疗费用负担减轻					
医疗卫生条件改善					
村民健康状况改善					
村民健康意识提高					

① 朱成斌等：《贵州草海沉积物重金属元素分布特征及健康风险评价》，《环境科学学报》2021 年第 5 期。

② 李星谕等：《华中地区冬季灰霾天气下 PM2.5 中重金属污染特征及健康风险评价：以湖北黄冈为例》，《环境科学》2021 年第 4 期。

二是新型农村医疗保险制度补偿机制方面存在的问题是否严重。由于农村医疗保险制度是需要农村老年人缴费的，农村老年人缴费越多，相对而言农村老年人从农村医疗保险制度中获得的受益就越少。报销手续的便利性程度，也影响农村医疗保险制度的保障能力和农村老年人从中获益的程度。更为重要的是，农村医疗保险制度为了有效控制医疗保障基金支出风险，确定了报销比例和报销范围，报销比例的高低和报销范围的大小，是决定农村医疗保险综合保障能力的关键指标。传统农村医疗保险制度的解体，除了农村经济体制改革导致农村医疗保险制度赖以存在的物质基础发生了动摇以外，"干部吃好药，农村老年人吃草药"的补偿不公平性问题，也是导致传统农村医疗保险制度迅速解体的重要原因。同时，由于中国是一个人情社会，农村医疗保险制度报销中，很可能会存在一定的补偿不公平性问题，补偿不公平性对农村医疗保险制度的综合保障能力也是一个损伤。基于上述分析，本课题把农村医疗保险制度中存在的下列问题的严重程度，作为综合反映农村医疗保险制度综合保障能力的重要指标，见表4-2。

表4-2　　　　　农村医疗保险制度实施中下列问题严重吗?

	非常严重	比较严重	一般	不太严重	没这问题
农村老年人缴费太多					
报销手续麻烦					
实际报销比例太低					
报销项目控制严格					
报销多少要看关系					

三是新型农村医疗保险制度实施以后农村老年人面临的"应就诊未就诊""应住院未住院"和"因病致贫，因病返贫"等问题是否得到了明显缓解。由于新型农村医疗保险制度在试点之初，农村老年人面临的

"应就诊未就诊""应住院未住院"和"因病致贫，因病返贫"问题是较为突出和严重的，新型农村医疗保险制度全覆盖以后，如果农村老年人面临的这些问题得到了明显的解决，那么，我们可以说新型农村医疗保险制度的建设效果比较好，新型农村医疗保险制度的综合保障能力比较强，反之，则说明新型农村医疗保险制度的建设效果比较差，新型农村医疗保险制度的综合保障能力比较低。新型农村医疗保险制度对农村老年人面临的上述问题的解决程度，可以用表4-3的指标加以测量。

表4-3　　新型农村医疗保险制度解决农村老年人就医问题的程度

	非常普遍	比较普遍	不知道	比较少见	从来没有
因为没钱，应该住院治疗的病只好拖着					
由于家庭成员有病在身，导致生活困难					
由于有人治病，原本不错的家庭陷入贫困					

上述三个方面的测量指标，共同构成"目标→过程→结果""三位一体"的新型农村医疗保险制度建设效果和综合保障能力的评价指标体系。

第二节　综合保障能力测量指标体系的科学性评价

测量指标体系的科学性，对准确评价新型农村医疗保险制度的综合保障能力至关重要。衡量测量指标体系科学性的主要方法是对测量指标进行信度分析和效度分析。其中，信度（Reliability）即可靠性或稳定性，它是指采用同样的方法对同一对象重复测量时所得结果的一致性程度。信度分析的主要目的，是找出测量指标体系中测量方向与所要测量的目标不一致的那些指标。测量指标体系的信度高低，常常用克隆巴赫（信度）系数（Cronbach's alpha）来评价。信度系数一般要达到 0.7 以上，信度系数低于 0.7 时认为测量指标体系的信度较低。但是也有学者认为，信度系数达到 0.6 以上也是可以接受的，当然信度系数一般情况下是越大越好。例如，谢小庆（1998）在《心理学报》上专门发文探讨信度系数问题，在他的一项研究中 alpha 信度系数的绝对值为 0.614。[①] 效度（Validity）即有效性或测量结果的准确性，它是指测量工具或手段能够准确测出所需测量的事物的程度。或者指所测量到的结果反映所想要考察内容的程度，测量结果与要考察的内容越吻合，则效度越高，反之，则效度越低。效度分析与信度分析不同之处在于，信度分析有信度系数，而效度分析并没有效度系数之说，而是以每个指标是否能够明确归属于某一因子而判定。

一 测量指标体系的信度分析

在对测量指标体系进行信度分析之前，首先需要明确的问题是信度分析不是针对问卷的，而是针对测量指标体系，即针对测量量表的信度分析。本书通过上述三个方面的问题，操作化为具体的指标，构成了测量农村医疗保险综合保障能力的量表，因此，是可以对上述测量指标体系进行信度分析的。同时，在进行测量量表的信度分析时，是不应该首先把所有测量指标直接进行信度分析的，因为，如果一个测量指标体系包含多个维度的测量指标，那么，就应该进行不同维度的测量指标体系的信度分析，最后才是做所有测量指标体系的信度分析。由于本课题的测量指标是包含了"目标→过程→结果"三个维度，因此，有必要首先进行每个维度的测量指标的信度分析。

（一）目标维度测量指标体系的信度分析

信度分析的关键在于三个指标，一是信度系数，二是各个项之间的

---

① 谢小庆：《信度估计的 γ 系数》，《心理学报》1998 年第 30 期。

相关性，三是删除选项之后的信度系数变化。表 4 - 4 的统计结果显示，测量新型农村医疗保险制度综合保障能力的五个指标构成目标维度的测量指标体系，目标维度测量指标体系的信度系数为 0.844，标准化之后的信度系数为 0.846，信度系数明显在 0.6 以上，接近 0.9，表明测量指标体系的信度较好。

表 4 - 4　　　　　　　　　　　　**可靠性统计量**

Cronbach's Alpha	基于标准化项的 Cronbachs Alpha	项数
0.844	0.846	5

表 4 - 5 的统计结果显示，测量指标体系各个选项之间的相关性达到 0.523，而且显著性水平 sig 值小于 0.001，表明各个测量指标之间存在明显的差异，而且存在较高的相关性，这也表明用选定的上述五个方面的测量指标构建新型农村医疗保险制度目标维度测量指标体系是较为合理的。

表 4 - 5　　　　　　　　　　　　**摘要项统计量**

	均值	极小值	极大值	范围	极大值/极小值	方差	项数
项的均值	2.629	2.356	2.853	0.497	1.211	0.056	5
项方差	0.777	0.697	0.898	0.201	1.289	0.008	5
项之间的协方差	0.404	0.326	0.545	0.219	1.672	0.005	5
项之间的相关性	0.523	0.374	0.703	0.329	1.881	0.010	5

测量指标体系删减之后的信度系数变化，是反映已有测量指标体系合理性的重要考虑因素。如果删除原测量指标体系中的任何一个指标，信度系数发生了重大变化，尤其是信度系数明显变大，那么，这说明这个指标体系在测量指标体系中是不够合理的，需要把该项指标删除。表

4-6统计结果显示，删除测量指标体系中的任何一个指标，信度系数均表现出降低的特点，这又从一个侧面说明，上述五个指标体系能够较好地反映新型农村医疗保险目标维度的综合保障能力。

表4-6   项总计统计量

	项已删除的刻度均值	项已删除的刻度方差γ	校正的项总计相关性	多相关性的平方	项已删除的Cronbach's Alpha 值
农村老年人看病积极性提高明显程度	10.76	8.162	0.626	0.438	0.818
农村老年人医疗费负担减轻明显程度	10.79	7.894	0.595	0.434	0.828
农村老年人医疗卫生条件改善明显程度	10.40	8.041	0.681	0.498	0.804
农村老年人健康状况改善效果明显程度	10.34	7.820	0.728	0.616	0.792
农村老年人健康意识提高明显程度	10.29	7.857	0.631	0.513	0.817

（二）过程维度测量指标体系的信度分析

表4-7的结果显示，测量新型农村医疗保险制度综合保障能力的五个指标构成过程维度的测量指标体系，过程维度测量指标体系的信度系数为0.799，标准化之后的信度系数为0.803，也都明显大于0.6的可接受水平，表明过程维度测量指标体系的信度较好。

表4-7   可靠性统计量

Cronbach's Alpha	基于标准化项的 Cronbachs Alpha	项数
0.799	0.803	5

在从过程维度测量指标体系中各个指标之间的差异来看，表4-8的统计结果显示，各个项之间存在明显的相关性，各个项之间的相关系数为0.449，大于0.4的可接受水平，而且从显著性水平来看（sig=

0.000），各个项之间存在显著的差异性，这表明用上述五个指标构成新型农村医疗保险制度综合保障能力的测量指标体系是较为合理的。

表 4 - 8　　　　　　　　　　摘要项统计量

	均值	极小值	极大值	范围	极大值/极小值	方差	项数
项的均值	2.954	2.506	3.678	1.172	1.468	0.197	5
项方差	1.257	1.025	1.639	0.614	1.599	0.064	5
项之间的协方差	0.557	0.362	0.753	0.391	2.081	0.014	5
项之间的相关性	0.449	0.305	0.671	0.366	2.201	0.009	5

再从删除某一个选项之后信度系数的变化情况来看，表 4 - 9 的统计结果显示，删除原有指标体系中的任何一个指标，信度系数不仅没有增加，反而出现了不同程度的降低，这表明用上述五个指标构建测量新型农村医疗保险制度综合保障能力的过程维度指标体系是较为合理的选择。

表 4 - 9　　　　　　　　　　项总计统计量

	项已删除的刻度均值	项已删除的刻度方差ɣ	校正的项总计相关性	多相关性的平方	项已删除的Cronbach's Alpha 值
农村老年人缴费太多问题严重程度	11.79	12.708	0.504	0.276	0.783
农村老年人报销手续麻烦问题严重程度	11.87	10.754	0.599	0.359	0.757
实际报销比例太低问题严重程度	12.06	11.486	0.716	0.558	0.723
报销项目控制严格问题严重程度	12.26	11.544	0.618	0.476	0.749
报销多少要看关系问题严重程度	11.09	12.073	0.496	0.264	0.788

（三）结果维度测量指标体系的信度分析

表 4 - 10 的统计结果显示，新型农村医疗保险制度问题维度测量指

标体系的信度系数为 0.756，标准化后的信度系数为 0.758，信度系数
大于 0.6 的可接受程度，表明用上述三个指标作为新型农村医疗保险制
度综合保障能力结果维度的测量指标体系是较为合理的。

表 4 - 10 可靠性统计量

Cronbach's Alpha	基于标准化项的 Cronbachs Alpha	项数
0.756	0.758	3

再从测量指标体系中各个项之间的相关系数来看，各个项之间的相
关系数为 0.510，明显大于 0.4 的可接受水平，而且从显著性水平来看
（sig = 0.043），显著性水平小于 0.05，表明各个项之间的差异是显著
的。各个项目之间既有很强的相关性，又有显著的差异性，这表明用上
述三个指标构建新型农村医疗保险制度结果维度的测量指标体系是较为
合理的。

表 4 - 11 摘要项统计量

	均值	极小值	极大值	范围	极大值/极小值	方差	项数
项的均值	3.217	3.188	3.237	0.049	1.015	0.001	3
项方差	0.846	0.803	0.913	0.110	1.138	0.004	3
项之间的协方差	0.429	0.329	0.515	0.186	1.565	0.007	3
项之间的相关性	0.510	0.384	0.634	0.250	1.651	0.013	3

再从删除结果维度指标体系中任何一项指标之后的信度系数变化情
况来看，只有删除"应住院未住院问题严重程度"这一个指标时，信
度系数发生增加的情况，其他两个指标删除均表现出信度系数明显下降
的问题，而且删除"应住院未住院问题严重程度"这一指标造成的信
度系数变化并不大，信度系数只是增加了 0.08 左右，这说明信度系数

变化较小，也反映出用上述三个指标构建新型农村医疗保险综合保障能力结果维度的测量指标体系是比较合理的。

表 4 - 12 　　　　　　　　　　　**项总计统计量**

	项已删除的 刻度均值	项已删除的 刻度方差 γ	校正的项总 计相关性	多相关性 的平方	项已删除的 Cronbach's Alpha 值
应住院未住院问题严重程度	6.42	2.654	0.496	0.269	0.776
因病致贫问题严重程度	6.46	2.375	0.687	0.487	0.554
因病返贫问题严重程度	6.42	2.622	0.582	0.407	0.677

（四）测量指标体系的综合信度分析

表 4 - 13 的统计结果显示，新型农村医疗保险制度综合保障能力的 13 个测量指标体系，综合信度系数为 0.633，标准化后的信度系数为 0.628，大于 0.6 的可接受水平，表明用上述 13 个指标测量新型农村医疗保险制度的综合保障能力是较为合理和可行的。

表 4 - 13 　　　　　　　　　　　**可靠性统计量**

Cronbach's Alpha	基于标准化项的 Cronbachs Alpha	项数
0.633	0.628	13

从综合测量指标体系中任何一项被删除之后总体信度系数的变化情况看（见表 4 - 14），只有一项即"农村老年人医疗费负担减轻明显程度"删除之后，信度系数发生了增加的情况，但是增加幅度非常小，只有 0.13。其他 12 项指标任何一项被删除之后，总体信度系数均呈现出较为明显的下降。这表明，用上述 13 个指标构建新型农村医疗保

制度综合保障能力测量指标体系是较为合理的。

表4-14 项总计统计量

	项已删除的刻度均值	项已删除的刻度方差χ	校正的项总计相关性	多相关性的平方	项已删除的Cronbach's Alpha值
农村老年人看病积极性提高明显程度	35.21	28.256	0.181	0.447	0.628
农村老年人医疗费负担减轻明显程度	35.24	28.998	0.073	0.501	0.646
农村老年人医疗卫生条件改善明显程度	34.86	28.204	0.196	0.509	0.626
农村老年人健康状况改善效果明显程度	34.80	27.917	0.226	0.622	0.621
农村老年人健康意识提高明显程度	34.75	28.257	0.157	0.533	0.632
农村老年人缴费太多问题严重程度	34.62	25.425	0.406	0.335	0.590
农村老年人报销手续麻烦问题严重程度	34.70	23.746	0.421	0.432	0.582
实际报销比例太低问题严重程度	34.89	25.776	0.374	0.588	0.596
报销项目控制严格问题严重程度	35.09	24.909	0.407	0.486	0.587
报销多少要看关系问题严重程度	33.92	26.535	0.230	0.301	0.623
应住院未住院问题严重程度	34.36	27.233	0.250	0.318	0.618
因病致贫问题严重程度	34.40	27.235	0.271	0.481	0.614
因病返贫问题严重程度	34.36	27.276	0.272	0.417	0.614

二 测量指标体系的效度分析

效度分析的基本方法是采用因子分析法，通过因子旋转把因子进行相似性归类，把那些难以进行明确归类的因子剔除指标体系，以保证测量指标体系中每一个测量指标对于测量目标都是"有用"和"有效"的测量。

从表 4 - 15 统计检验结果来看，KMO 值为 0.785，明显大于 KMO 值大于 0.5 的可接受水平，Bartleet 球形检验显著性水平为 0.000，即通过了显著性检验，这表明该测量指标体系适合做因子分析。

表 4 - 15　　　　　　　　　　　KMO 和 Bartlett 的检验

取样足够度的 Kaiser-Meyer-Olkin 度量，简称 KMO		0.785
Bartlett 球形检验	近似卡方	6161.926
	df	78
	Sig.	0.000

再从累计方差贡献度来看（见表 4 - 16），本次测量指标体系的降维共提取三个公因子，三个公因子的特征根均大于 1.0，公因子最小的特征根为 1.762，三个公因子的累计方差贡献度为 61.851，即三个公因子共解释了原有 13 个测量指标体系 61.851% 的变异，明显大于累计方差贡献度一般要达到 50% 以上水平的最低要求，这也就是说用三个公因子反映原有的 13 个指标带来的信息丢失较少，这表明用三个公因子能够较好地反映原始指标体系的信息。

表 4 - 16　　　　　　　　　　　解释的总方差

成分	初始特征值			提取平方和载入			旋转平方和载入		
	合计	方差的%	累计%	合计	方差的%	累计%	合计	方差的%	累计%
1	3.872	29.781	29.781	3.872	29.781	29.781	3.135	24.114	24.114
2	2.408	18.519	48.300	2.408	18.519	48.300	2.813	21.641	45.755
3	1.762	13.551	61.851	1.762	13.551	61.851	2.092	16.096	61.851
4	0.902	6.940	68.791						

续表

成分	初始特征值			提取平方和载入			旋转平方和载入		
	合计	方差的%	累计%	合计	方差的%	累计%	合计	方差的%	累计%
5	0.705	5.421	74.213						
6	0.642	4.935	79.148						
7	0.604	4.645	83.793						
8	0.479	3.686	87.478						
9	0.404	3.106	90.584						
10	0.346	2.662	93.246						
11	0.334	2.567	95.812						
12	0.289	2.221	98.033						
13	0.256	1.967	100.000						

提取方法：主成分分析

从各个公因子在不同指标上的因子载荷看（见表4-17），公因子1在五个测量指标上的因子载荷较高，这五个测量指标分别是：农村老年人健康状况改善效果明显程度、农村老年人医疗卫生条件改善明显程度、农村老年人健康意识提高明显程度、农村老年人看病积极性提高明显程度和农村老年人医疗费负担减轻明显程度，这五个指标正好反映了新型农村医疗保险制度综合保障能力目标维度的测量指标，把公因子1命名为"政策目标实现度"。公因子2在五个测量指标上的因子载荷较高，这五个测量指标分别是：实际报销比例太低问题严重程度、报销项目控制严格问题严重程度、农村老年人报销手续麻烦问题严重程度、报销多少要看关系问题严重程度和农村老年人缴费太多问题严重程度。这五个指标，正好反映了新型农村医疗保险制度综合保障能力的过程维度的测量指标，把公因子2命名为"补偿机制合理性"。公因子3在三个测量指标上的因子载荷比较高，这三个测量指标分别是：因病致贫问题严重程度、因病返贫问题严重程度和应住院未住院问题严重程度。这三个指标正好反映了新型农村医疗保险制度综合保障能力的结果维度的测量指标，把公因子3命名为"农村老年人就医问题缓解度"。

表 4 – 17　　　　　　　　　　　旋转成分矩阵[a]

	成分			公因子命名
	公因子1	公因子2	公因子3	
农村老年人健康状况改善效果明显程度	0.847	− 0.058	− 0.002	政策目标的实现度
农村老年人医疗卫生条件改善明显程度	0.808	− 0.064	− 0.046	
农村老年人健康意识提高明显程度	0.774	− 0.088	− 0.004	
农村老年人看病积极性提高明显程度	0.752	− 0.054	− 0.049	
农村老年人医疗费负担减轻明显程度	0.721	− 0.146	− 0.116	
实际报销比例太低问题严重程度	− 0.199	0.826	0.089	补偿机制的合理性
报销项目控制严格问题严重程度	− 0.063	0.774	0.111	
农村老年人报销手续麻烦问题严重程度	− 0.014	0.756	0.103	
报销多少要看关系问题严重程度	− 0.122	0.689	− 0.122	
农村老年人缴费太多问题严重程度	− 0.028	0.635	0.298	
因病致贫问题严重程度	− 0.037	0.046	0.877	就医问题缓解度
因病返贫问题严重程度	0.007	0.056	0.831	
应住院未住院问题严重程度	− 0.139	0.194	0.693	
提取方法：主成分 旋转法：具有 Kaiser 标准化的正交旋转法				
a. 旋转在 4 次迭代后收敛				

通过表4 – 17测量指标体系的因子归类可以看出，13个测量指标划分为三个类型，而且每个指标之间并没有出现相互交叉的情况。这表明，13个测量指标对新型农村医疗保险综合保障能力的测量效果比较好，测量指标体系具有较高的测量效度。

第三节　农村医疗保险制度的综合保障能力测量

新型农村医疗保险制度的综合保障能力，可以由测量指标的赋值与赋权两个指标构成的函数来表达，即综合保障能力是指标赋值＊指标赋权的加权求和。测量新型农村医疗保险制度的综合保障能力，首先需要对测量指标进行赋值和赋权。

一　测量指标的赋值

根据调查问卷对测量指标体系的设计，新型农村医疗保险制度综合保障能力测量指标体系的赋值情况如表4－18所示。政策目标实现度的五个测量指标，根据被调查农村老年人所选择的具体选项分别赋值为5—1分，即非常明显赋值5分，比较明显赋值4分，一般赋值3分，不太明显赋值2分，很不明显赋值1分。补偿机制合理性的五个指标，根据被调查农村老年人选择的具体选项分别赋值1—5分，即非常严重赋值1分，比较严重赋值2分，一般赋值3分，不太严重赋值4分，没这问题赋值5分。农村老年人就医问题缓解度的三个指标，根据被调查农村老年人选择的具体选项分别赋值1—3分，即非常普遍赋值1分，比较普遍赋值2分，一般赋值3分，不太普遍赋值4分，很不普遍赋值5分。

表4-18　　　　　　　综合保障能力测量指标维度及其赋值

指标维度及其测量		非常明显	比较明显	一般	不太明显	很不明显
政策目标的实现度	看病积极性提高	5	4	3	2	1
	医疗费用负担减轻	5	4	3	2	1
	医疗卫生条件改善	5	4	3	2	1
	村民健康状况改善	5	4	3	2	1
	村民健康意识提高	5	4	3	2	1

续表

指标维度及其测量		非常严重	比较严重	一般	不太严重	没这问题
补偿机制的合理性	农村老年人缴费太多	1	2	3	4	5
	报销手续麻烦	1	2	3	4	5
	实际报销比例太低	1	2	3	4	5
	报销项目控制严格	1	2	3	4	5
	报销多少要看关系	1	2	3	4	5
指标维度及其测量		非常普遍	比较普遍	不知道	比较少见	从来没有
农村老年人就医问题缓解度	应住院未住院问题					
	因病致贫问题	1	2	3	4	5
	因病返贫问题	1	2	3	4	5

二　测量指标的赋权

测量指标的赋权有多重方法，如熵值法、层次分析法、变异系数法等。本书测量指标的赋权，采用累计方差贡献与因子载荷相结合进行各级指标的权重，三个公因子及其各个具体指标的权重见表4-19。其中，公因子赋权基于该公因子对累计方差的贡献度来赋权，其中政策目标的实现度权重为0.3899，补偿机制的合理性权重为0.3499，农村老年人就医问题缓解度权重为0.2602，三个测量维度的权重之和为1。对于各个具体指标的赋权，根据各个指标在该公因子中的贡献，分别进行赋权。其中，政策目标实现度五个测量指标的权重分别为：村民健康状况改善（权重为0.0846）、医疗卫生条件改善（权重为0.0807）、村民健康意识提高（权重为0.0773）、看病积极性提高（权重为0.0751）、医疗费用负担减轻（权重为0.0721）；补偿机制合理性五个测量指标的权重分别为：实际报销比例太低（权重为0.0785）、报销项目控制严格（权重为0.0736）、报销手续麻烦（权重为0.0719）、报销多少要看关系（权重为0.0655）和农村老年人缴费太多（权重为0.0604）；农村老年人就医问题缓解度三个测量指标的权重分别为：因病致贫问题（权重为 0.0950）、因病返贫问题（权重为 0.0901）和应住院未住院问题（权重为 0.0751）。

表 4 - 19　　　　　　综合保障能力测量指标维度及其赋值

指标维度及其测量		公因子赋权	指标赋权	具体指标
政策目标的实现度	村民健康状况改善		0.0846	c11a4
	医疗卫生条件改善		0.0807	c11a3
	村民健康意识提高	0.3899	0.0773	c11a5
	看病积极性提高		0.0751	c11a1
	医疗费用负担减轻		0.0721	c11a2
补偿机制的合理性	实际报销比例太低		0.0785	c13a3
	报销项目控制严格		0.0736	c13a4
	报销手续麻烦	0.3499	0.0719	c13a2
	报销多少要看关系		0.0655	c13a5
	农村老年人缴费太多		0.0604	c13a1
农村老年人就医问题缓解度	因病致贫问题		0.0950	c15a2
	因病返贫问题	0.2602	0.0901	c15a3
	应住院未住院问题		0.0751	c15a1
合计	3 个测量维度	1.0000	1.0000	13 个指标

三　综合保障能力水平

在得到每个具体测量指标的权重之后，那么，各个测量指标的赋值与赋权的乘积之和，就是新型农村医疗保险制度综合保障能力的具体得分。第 i 位农村老年人反映的新型农村医疗保险制度综合保障能力的得分可以用下列数学公式加以表示：

$CSC_i = c11a1_i * 0.0846 + c11a2_i * 0.0721 + c11a3_i * 0.0807 + c11a4_i * 0.0846 + c11a5_i * 0.0773 + c13a1_i * 0.0604 + c13a2_i * 0.0719 + c13a3_i * 0.0785 + c13a4_i * 0.0736 + c13a5_i * 0.0655 + c15a1_i * 0.0751 + c15a2_i *$

$0.0950 + c15a3_i * 0.0901$

其中，CSC（Comprehensive Support Capability）为综合保障能力，i
为第 i 位被调查农村老年人，c11a、c13a、c15a 分别代表三个维度的测
量指标得分，具体的数值为该指标的权重，经过加权求和，可以得到每
一位农村老年人所对应的新型农村医疗保险制度的综合保障能力。1309
位农村老年人的加权之和为 4229.08 分，其中，新型农村医疗保险制度
综合保障能力的最高得分为 4.83 分，最低得分为 1.60 分，平均得分为
3.2308 分，由于测量指标的赋值为 1—5，按照 100 分制换算，可以把
每一分赋值为 20 分，这样可以得到新型农村医疗保险制度综合保障能
力的最高得分为 96.6 分，最低得分为 32.0 分，平均得分为 64.62 分，
得分的众数为 63.4 分。

通过上述计算结果可以得出如下结论：一是新型农村医疗保险制度
的综合保障能力较低，按照百分制计算，新型农村医疗保险制度的综合
保障能力得分平均只有 64.62 分，即仅仅达到及格水平，而且绝大部分
得分只有 63.4 分，也属于及格水平。二是新型农村医疗保险制度的综
合保障能力，在不同地区和不同农村老年人之间的保障能力是不同的。
对于部分农村老年人而言，新型农村医疗保险制度的综合保障能力已经
相当高，综合保障能力得分高达 96.6 分，但是对于部分农村老年人而
言，新型农村医疗保险制度的综合保障能力得分却非常低，综合保障能
力得分只有 32.0 分。党的十九大报告提出我国社会主要矛盾已经转化
为人民日益增长的美好生活需要和不平衡不充分的发展之间的矛盾。我
们把社会主要矛盾的转变趋势引申到医疗保障领域，即人民日益增长的
美好医疗需要与不平衡不充分的医疗保障发展之间的矛盾，新型农村医
疗保险制度综合保障能力的个体差异，是新时期医疗保障领域主要矛盾
的具体体现，是一个值得高度关注和重视的现实问题。

第五章　医疗保险对农村老年人客观健康风险的影响效应

　　农村老年人的健康风险，可以从客观健康风险与主观健康风险两个维度进行评价。客观健康风险是指由客观指标测量的农村老年人健康风险，主观健康风险是指由主观指标测量的农村老年人健康风险，两种维度的健康风险，构成了农村老年人健康风险的全貌。农民是理性的，在拥有医疗保险制度提供的保障能力的情况下，农村老年人两个维度健康风险的高低反映了农村医疗保险制度的综合保障能力。

第一节　农村老年人的客观健康风险及其结构差异

　　风险的本质是损失发生的不确定性，引申到健康风险领域，即健康损失发生的不确定性。健康风险的引致因素包括多个方面，有环境等外在因素引起的健康风险，也有内在因素如疾病因素引起的健康风险。本部分要关注的不是环境等外在因素引起的健康风险，而是因疾病因素引起的健康风险。因疾病引起的健康风险又包括多个方面，比如因疾病引起的致残风险，因疾病引起的失能失智风险等，本部分关注的也不是这些风险，而关注的是因疾病引起的经济风险。由于农村老年人是以家庭为单位应对各种生存风险的，家庭既是农村老年人的生产单位，又是农村老年人的生活单位，也是农村老年人的风险单位。因此，本部分所指的农村老年人健康风险具体化为农村老年人家庭因疾病面临的经济风险。如此操作化的依据是，一旦家庭面临因疾病带来的经济风险，那么作为家庭成员中的任何一个农村老年人，也必将面临因疾病带来的经济风险。因此，这样操作化是较为合理和可行的。

一　农村老年人的客观健康风险及其测量

以家庭为单位测量农村老年人面临的健康风险，常常以一个家庭面临的灾难性卫生支出发生率（Catastrophic Health Expenditure，以下简称"CHE"），来反映它们面临的疾病经济风险。2013 年《世界卫生报告》指出，灾难性卫生支出与致贫性卫生支出是衡量一个国家疾病经济风险保护的两大核心指标。[1] 灾难性卫生支出发生率，又称之为灾难性医疗支出发生率，不同的学者对该概念有不同的界定。例如，褚福灵（2016）认为当一个家庭因为医疗费用支出而必须减少食品支出或者因病致贫问题发生时，则说明这个家庭发生了灾难性卫生支出。[2] 也有学者认为，家庭卫生支出占家庭非食品支出的比例反映了灾难性卫生支出发生率。[3]

就灾难性卫生支出发生率的测量方面而言，不同的国家有不同的测量标准，例如在美国当一个家庭的收入低于贫困线 1.38 倍时，就认为该家庭发生了灾难性卫生支出；在英国，当一个家庭的资产总额低于限额时，就认为发生了灾难性卫生支出，其中，终生居住养老院者的资产限额为 23250 英镑（2015 年度），其他人资产限额为 16000 英镑。[4]

被广大学者普遍接受的灾难性卫生支出发生的判定方法，是世界银

---

① 世界卫生组织：《2013 年世界卫生报告》（https：//apps. who. int/iris/bitstream/handle/10665/85761）。

② 褚福灵：《灾难性医疗风险家庭的认定》，《中国医疗保险》2016 年第 11 期。

③ 姜德超、吴少龙、魏予辰：《新医改缓解了看病贵吗？——来自两省家庭灾难性卫生支出分析的证据》，《公共政策评论》2015 年第 5 期。

④ 褚福灵：《灾难性医疗风险家庭的认定》，《中国医疗保险》2016 年第 11 期。

行提出的关于灾难性卫生支出发生的测量方法。世界银行（2005）认为，当一个家庭的医疗费用支出占该家庭支付能力（非生存支出）的40%时，即医疗支出等于或超过满足基本生存支出后的可支配收入的40%时，就界定为该家庭发生了灾难性医疗支出。[①]

　　国内学者在对中国家庭灾难性卫生支出发生率问题的研究时，对世界银行给出的家庭灾难性卫生支出发生的判定标准有三种处理方式：一是严格执行世界银行给出的判定标准。例如，李昱、孟庆跃（2015）对山东省农村老年家庭灾难性卫生支出状况的分析，使用的是世界银行推荐的测量标准，即医疗支出超出非食品支出的40%。[②]二是对世界银行给出的家庭灾难性卫生支出发生的测量标准进行了向上拓展，例如，高广颖等（2017）把灾难性卫生支出的发生标准拓展到医疗卫生支出占非食品支出的比例为50%。[③]三是对世界银行给出的灾难性卫生支出发生的测量标准进行了向下拓展，例如，刘远立等（2008）在利用1998年和2003年国家卫生服务调查数据分析中国家庭的灾难性卫生支出发生率时，就把世界银行对灾难性卫生支出发生的界定标准下调到医疗卫生支出占非食品支出的30%，并计算出中国家庭灾难性卫生支出发生率为15.3%，其中，城镇和农村分别为13.8%和15.8%。[④]

　　本书采用世界银行对家庭灾难性卫生支出发生的判定标准，即医疗卫生支出占非食品支出的比例达到40%，即认为这个家庭发生了灾难性医疗卫生支出。其数学表达式为：

---

① Xu K., *Distribution of Health Payments and Catastrophic Expenditures Methodology*, Geneva：Department of Health System Financing. World Health Organization, 2005, pp. 106 – 109.

② 李昱、孟庆跃：《医改前后农村老年家庭灾难性卫生支出状况分析》，《中国卫生经济》2015年第1期。

③ 高广颖等：《新农合大病保险制度对缓解灾难性卫生支出的效果评价》，《社会保障研究》2017年第2期。

④ Liu, Y., Rao, K., Wu, J. & Gakidou, E., "Health System Reform in China 7 China's Health System Performance", *The Lancet*, Vol. 372, No. 9653, December 2008, pp. 1914 – 1923.

$$E_i = \begin{cases} 0 & if \quad T_i/X_i < Z \\ 1 & if \quad T_i/X_i \geqslant Z \end{cases} \tag{1}$$

其中，T_i 表示家庭医疗卫生支出，x_i 表示家庭非食品支出，Z 为发生家庭灾难性卫生支出的判定标注，根据世界银行给出的判定标准，即医疗卫生支出占非食品支出的40%，那么，我们可以计算出农村老年人的灾难性卫生支出发生率，可以用公式（2）表示，其中 N 为农村老年人的家庭总数：

$$P = \sum_{i=1}^{N} E_i/N \tag{2}$$

二　农村老年人客观健康风险的严重程度

根据世界银行给出的家庭灾难性卫生支出发生的判断标准，农村老年人医疗卫生支出占家庭非食品支出的比例平均为36.83%，中位数比例为25.0%。这一统计结果，与丁继红、游丽（2019）的研究结果比较接近，即在整体老年人中，农村老年人自付医疗费支出占整个家庭非食品支出的比例平均为35.4%。[①] 按照世界银行给出的标准，即家庭医疗卫生保健支出占非食品支出的比例达到40%以上，即说明该家庭发生了灾难性卫生支出，那么农村老年人发生灾难性卫生支出的家庭占36.8%，在被调查的1086个农村老年人家庭中，有400个农村老年人家庭发生了灾难性卫生支出，见表5－1。

如果按照一些学者向下拓展家庭灾难性卫生支出发生的判断标准，即家庭医疗卫生保健支出占该家庭非食品支出的比例达到30%以上，那么农村老年人发生灾难性卫生支出的家庭则高达45.4%，即1086个被调查的农村老年人家庭中，有493个农村老年人家庭发生了灾难性卫生支出，见表5－2。

---

① 丁继红、游丽：《基本医疗保险对老年人灾难性卫生支出的影响研究》，《保险研究》2019年第2期。

表5-1　　农村老年人家庭灾难性卫生支出发生率（40%标准）

		频率	百分比（%）	有效百分比（%）	累计百分比（%）
有效	没有发生灾难性卫生支出	686	52.4	63.2	63.2
	发生灾难性卫生支出	400	30.6	36.8	100.0
	合计	1086	83.0	100.0	
缺失	系统	223	17.0		
合计		1309	100.0		

表5-2　　农村老年人家庭灾难性卫生支出发生率（30%标准）

		频率	百分比（%）	有效百分比（%）	累计百分比（%）
有效	没有发生灾难性卫生支出	593	45.3	54.6	54.6
	发生灾难性卫生支出	493	37.7	45.4	100.0
	合计	1086	83.0	100.0	
缺失	系统	223	17.0		
合计		1309	100.0		

相反，如果按照一些学者向上拓展家庭灾难性卫生支出发生的判断标准，即家庭医疗卫生保健支出占该家庭非食品支出的比例达到50%以上，那么，农村老年人家庭灾难性卫生支出的发生率只有32.0%，即1086个被调查的农村老年人家庭，有348个农村老年人家庭发生了灾难性卫生支出，见表5-3。

2005年世界银行的研究报告表明，全世界最高的家庭灾难性医疗支出发生率为13%，最高的因病致贫发生率为5%。[1] 然而国内已有的研究表明，中国家庭灾难性卫生支出发生率较高，例如，按照世界银行

---

[1]　褚福灵：《灾难性医疗风险家庭的认定》，《中国医疗保险》2016年第11期。

表5-3 农村老年人家庭灾难性卫生支出发生率（50%标准）

		频率	百分比（%）	有效百分比（%）	累计百分比（%）
有效	没有发生灾难性卫生支出	738	56.4	68.0	68.0
	发生灾难性卫生支出	348	26.6	32.0	100.0
	合计	1086	83.0	100.0	
缺失	系统	223	17.0		
合计		1309	100.0		

推荐的方法，即家庭医疗卫生保健支出占该家庭非食品支出的40%，有学者计算得出我国2008年家庭灾难性卫生支出总体发生率为13.0%。[1] 再如，也有学者按照世界银行给定的40%标准，测算出农村地区的灾难性卫生支出发生率为18.2%，高于城镇地区12.6%的家庭灾难性卫生支出发生水平。[2] 当然，也有国外的研究学者表明中国家庭灾难性卫生支出发生率并不高，例如Donnell et al.（2005）根据阈值为40%估算的中国家庭灾难性卫生支出总体发生率为4.81%。[3]

通过上述比较分析可以发现，中国农村老年人家庭灾难性卫生支出发生率较高，明显高于其他群体的家庭灾难性卫生支出发生率。一些学者如Xu et al.（2003）按照世界银行给定的判断标准，即家庭医疗卫生保健支出占家庭非食品支出的40%，测算的中国老年人家庭灾难性卫

---

① 吴群红等：《医疗保险制度对降低我国居民灾难性卫生支出的效果分析》，《中国卫生政策研究》2012年第9期。

② 徐文娟、褚福灵：《灾难性卫生支出水平及影响因素研究——基于CHARLS数据的分析》，《社会保障研究》2018年第5期。

③ Donnell O. E. van Doorslaer R. P. Rannan-Eliya A. Somanathan C. G. Garg P. Hanvoravongchai M. N. Huq A. Karan G. M. Leung K. T., and Vasavid C., "Explaining the Incidence of Catastrophic Payments for Health Care: Comparative Evidence from Asia", EQUITAP Working Paper No. 5, 2005, pp. 5-8.

生支出发生率为 25.64%，[①] 从一个侧面证明了本书给出上述判断的合理性。而且已有的研究也表明，中国农村老年人的家庭灾难性卫生支出发生率也远远高于国外其他国家家庭灾难性卫生支出的发生率，这是一个值得高度重视的问题。进入 21 世纪以来，中国医疗保险制度从无到有、从低水平到高水平、从选择性覆盖到制度覆盖全面，取得了举世瞩目的伟大成就，也正因为如此 2016 年国际社会保障协会把"社会保障杰出成就奖"授予中国人民政府，但是从灾难性卫生支出发生率来看，中国家庭灾难性卫生支出发生率仍比较高，那么，一个值得思考的问题是，医疗保险对降低中国家庭的灾难性卫生支出发生率起到了什么样的作用呢？这是后文需要着重探讨的重要问题。

三 农村老年人客观健康风险的地区差异

表 5-4 的统计结果表明，农村老年人家庭灾难性卫生支出发生率在不同地区之间存在一定的差异。东部地区和中部地区农村老年人家庭灾难性卫生支出发生率较低，家庭灾难性卫生支出发生率为 36% 左右，而西部地区农村老年人家庭灾难性卫生支出发生率偏高，家庭灾难性卫生支出发生率超过了 40%。但是，从卡方检验的结果来看（Sig. = 0.651 > 0.05），农村老年人家庭灾难性卫生支出发生率并没有表现出显著的地区差异，即农村老年人家庭灾难性卫生支出发生率的地区差异在样本中存在，在总体中并不是一个普遍现象。这也即是说，不同地区农村老年人都面临较为明显的灾难性卫生支出问题，农村老年人的大病风险是值得高度关注和重点加强保障的生存风险。

---

① Xu K., Evans D. E., Kawabate K., Zeramdini R., Klavus J., and Murray C. J. L., "Household Catastrophic Health Expenditure: A Multicountry Analysis", *Lancet*, No. 362, 2003, pp. 111–117.

表 5 - 4　　　　　农村老年人家庭灾难性支出发生率的地区差异

| | | | 是否发生家庭灾难性卫生支出（40%阈值） | | 合计 |
			没有发生	已经发生	
所在地区	东部地区	频数	248	143	391
		行	63.4%	36.6%	100.0%
		列	36.2%	35.8%	36.0%
		总数	22.8%	13.2%	36.0%
	中部地区	频数	360	204	564
		行	63.8%	36.2%	100.0%
		列	52.5%	51.0%	51.9%
		总数	33.1%	18.8%	51.9%
	西部地区	频数	78	53	131
		行	59.5%	40.5%	100.0%
		列	11.4%	13.3%	12.1%
		总数	7.2%	4.9%	12.1%
合计		频数	686	400	1086
		行	63.2%	36.8%	100.0%
		列	100.0%	100.0%	100.0%
		总数	63.2%	36.8%	100.0%

注：Pearson 卡方值 = 0.858，自由度 = 2，Sig. = 0.651。

四　农村老年人客观健康风险的社区环境差异

中国是一个地区经济发展极不平衡的国家，地区经济发展的不平衡不仅仅表现在地区之间的经济发展差异，还体现在不同社区之间的经济、社会、文化等多方面发展环境的差异。这些差异，对农村老年人家庭卫生支出发生率都具有重要的影响，因为中国农村老年人在应对生存风险时，不仅仅以家庭为单位，熟人社会之间的互动，往往也是农村老年人资源交换与互助共济的平台，进而为农村老年人应对生存风险提供支持。社区环境中，社区经济环境是最为重要的方面，社会经济环境越好，农村老年人的医疗服务可及性越好，对农村老年人健康风险的影响越明显。因此，社区经济环境将对农村老年人家庭灾难性卫生支出发生率具有重要的影响。

表5-5的统计结果表明，农村老年人家庭灾难性卫生支出发生率在不同社区经济发展环境下，呈现出明显的差异。在非常富裕的地区，

表5-5　　农村老年人家庭灾难性卫生支出发生率的社区经济环境差异

| | | | 是否发生家庭灾难性卫生支出（40%阈值） | | 合计 |
			没有发生	已经发生	
		频数	1	2	3
	非常富裕	行	33.3%	66.7%	100.0%
		列	0.1%	0.5%	0.3%
		合计	0.1%	0.2%	0.3%
		频数	106	42	148
	比较富裕	行	71.6%	28.4%	100.0%
		列	15.5%	10.5%	13.7%
		合计	9.8%	3.9%	13.7%
社区经济环境		频数	463	312	775
	一般水平	行	59.7%	40.3%	100.0%
		列	67.8%	78.2%	71.6%
		合计	42.8%	28.8%	71.6%
		频数	92	42	134
	比较贫穷	行	68.7%	31.3%	100.0%
		列	13.5%	10.5%	12.4%
		合计	8.5%	3.9%	12.4%
		频数	21	1	22
	非常贫穷	行	95.5%	4.5%	100.0%
		列	3.1%	0.3%	2.0%
		合计	1.9%	0.1%	2.0%

续表

| | | 是否发生家庭灾难性卫生支出（40%阈值） | | 合计 |
		没有发生	已经发生	
合计	频数	683	399	1082
	行	63.1%	36.9%	100.0%
	列	100.0%	100.0%	100.0%
	合计	63.1%	36.9%	100.0%

农村老年人家庭灾难性卫生支出发生率竟然明显高于社区经济环境较差的地区，社会经济非常富裕的地区农村老年人家庭灾难性卫生支出发生率竟然高达66.7%，相反，社区经济非常贫穷的地区农村老年人家庭灾难性卫生支出发生率却只有4.5%。而且从卡方检验的结果来看，农村老年人家庭灾难性卫生支出发生率的社区环境差异，通过了显著性检验（Sig. ＝0.000），也就是说农村老年人家庭灾难性卫生支出发生的社区经济环境差异不仅在样本中存在，而且可以推断到总体中，即农村老年人家庭灾难性卫生支出发生率社区经济环境差异是一个普遍存在的现象。这是一个非常值得思考的重要问题。

造成上述结果的原因，可能有两个：一是越是社区经济比较发达的地区，医疗服务价格往往较高，农村老年人不仅看病的积极性和健康意识较高，而且一旦生病发生的医疗费用往往也越高；二是越是社区经济比较差的地区，医疗服务价格往往较低，而且农村老年人一旦生病之后，不仅不愿意去看病，即不发生医疗服务费用，而且因为医疗服务价格相对较低，发生的医疗服务费用也较低。

第二节　医疗保险影响农村老年人客观健康风险的理论分析

农村老年人的客观健康风险受多种因素的影响，医疗保险制度只是其中的一个方面，家庭资源、个体人口学特征以及外在环境等，都是影响健康风险的重要因素。医学研究证明，在慢性病的众多决定要素中，生活方式约占60%，环境因素占17%，遗传因素占15%，医疗干预占8%左右。[①]

一 农村老年人客观健康风险的分析框架

一项课题研究需要合理的分析框架。分析框架为问题研究提供了清晰的边界，一项课题研究理想的分析框架应当只有一个，分析框架多了不仅会显得分析的边界不清晰，而且会给读者一种混乱的感觉。但是，由于一项课题研究往往又细分为多个方面的问题，因此，在一项课题研究中，多个分析框架并存，也并不是不可能的事情。正是基于这一点，本课题的分析框架，按照"总"→"分"的思路，从课题研究的总体分析框架和具体问题的分析框架入手，构建本课题的分析框架。

风险的本质是不确定性，即风险是否发生、什么时候发生、发生之后会带来什么后果都是未知的。风险的这一特点蕴含了另外一种特性，即风险存在的客观性，不以人的意志为转移。尽管风险时刻都有可能发生，但是，风险并不是一种"显性"的现象，而是一种"隐性"的存在，看不见、摸不着、却又时刻威胁着人们的生存安全。也正因为如此，人们才预设了各种应对风险的预案，以达到"防患于未然"的目的。其实，实践中人们制定各种风险策略的根本目的，并不是消除风险，也不是杜绝风险发生，因为风险不以人的意志为转移，而是为了消除风险带来的不利影响，降低或减少"隐性"风险"显性化"带来的损失或消极影响。在风险一定（客观存在）的情况下，"隐性"风险能否"显性化"以及"显性化"的程度和后果，完全取决于人们拥有的

---

① Shumaker S. A., *The Handbook of Health Behavior Change*, 3rd edition, New York：Springer Publish Company, 2009, pp. 57 – 63.

"保障"的完善程度。风险保障体系越完善，"隐性"风险"显性化"的可能性越小，"隐性"风险"显性化"造成的影响也就越小。

　　引申到健康风险方面，农村医疗保险对农村老年人健康风险影响的分析框架，可以阐释为农村老年人所拥有的健康保障与其所面临的疾病风险的博弈模型。由于农村老年人是以家庭为单位应对各种风险的，家庭既是农村老年人的生产单位，也是农村老年人的生活消费单位，更是农村老年人的风险应对载体。因此，农村老年人拥有的健康保障既包括个人所拥有的健康保险或医疗保险等健康保障资源，还包括家庭所拥有的资产积累、家庭支持和社会网络支持等。除此之外，农村老年人的健康风险还受到农村老年人个体人口学特征的影响，即不同性别、不同年龄、不同文化程度、不同民族状况、不同婚姻状况、不同职业特点以及不同健康行为的农村老年人，所面临的健康风险与健康保障资源是有差异的。基于此，保障与风险的博弈模型，可以用下面的分析框架加以反映。

　　图 5-1 博弈模型的分析边界在于，影响农村老年人健康风险的因素有很多，既包括社会因素，也包括环境因素，还包括个体健康行为等方面。其中，环境因素方面，不仅包括人们所生活的社会环境，比如是否面临交通事故，是否面临环境污染导致的健康风险，还包括自然环境，比如是否因为天灾，比如地震、泥石流、雷电、风暴等自然风险导

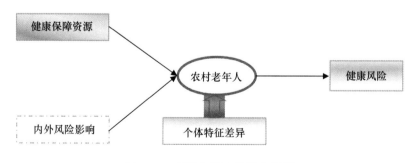

图 5-1　保障与风险的博弈模型

致的健康风险，但这些方面，由于难以准确测量以及本课题所使用数据的有限性，并不作为要考察的对象。本课题要分析的核心问题是健康保障资源是如何影响农村老年人面临的"隐性"的疾病风险"显性化"地呈现，并让农村老年人主客观都能够体会到自身面临的健康风险。

可持续生计概念的出现，始于 20 世纪 90 年代初期世界环境和发展委员会关于反贫困问题的一份报告，其产生的社会经济背景是世界经济发展中的两极分化和数以亿计的人口陷入贫困的客观现实，粮食安全问题对可持续生计分析框架的发展起到了极大的推动作用，而联合国社会发展委员会等社会组织以及哥本哈根社会发展峰会的《行动计划》和《哥本哈根宣言》中对建立可持续生计的承诺，则是可持续生计概念不断拓展和被广泛接受的实践抓手。在众多研究可持续生计的学者中，Chambers and Conway 是最早关注这一问题的西方学者。Chambers and Conway（1992）对可持续生计概念的阐述是："生计包含农户为了生存或者谋生所需要的能力、资产（物质的和社会的资源）和从事的活动。一种生计，只有当它能够应对并从压力和打击/突变中恢复，在当前并长远地维持乃至加强其能力与资产，同时不损坏自然资源基础，才是可持续性的。"①

作为一种反贫困的集成分析框架和工具，可持续生计逐渐得到推广和应用，但是可持续生计概念的标准化却鲜为人注意。纳列什·辛格、乔纳森·吉尔曼（2000）指出："生计系统是由一套复杂多样的经济、社会和物质策略构建的，这些策略通过个体借以谋生的行为、财产和权利得以实行。"② 可持续的生计有城乡之别，对于广大的农村老年人而言，传统的反贫困问题研究更多从全国范围构想政策并加以实施，以人

---

① Chambers R，Conway G R.，"Sustainable Rural Livelihoods: Practical Concepts for the 21st Century（IDS Discussion Paper 296）"，Brighton UK: Institute of Development Studies，1992，pp. 86–89.

② 纳列什·辛格、乔纳森·吉尔曼：《让生计可持续》，《国际社会科学》（中文版）2000 年第 4 期。

均收入或财富低于某一设定的贫困线为标准，但是农村老年人日常生活中的家庭园艺、饲养牲畜、厉行节约等活动，常常被忽略。这是可持续生计难以标准化的重要原因之一。也正因为可持续生计缺乏标准化的概念，才衍生出可持续生计分析框架的多元性。

众多关于可持续生计的分析框架中，英国国际发展部（The UK's Department for International Development，DFID）开发的可持续生计分析框架最具代表性。在该分析框架中，生计资本由人力资本、自然资本、物质资本、金融资本和社会资本五个方面的资本构成，"描述了农村老年人在市场、社会政策和自然因素等营造的风险环境条件下，如何利用自己所拥有的财产、权利和策略去应对生计困境、提升生计水平，反映了农村老年人的生计资本结构、生计过程和生计目标之间的交互作用和动态变化"①。英国国际发展部（DFID）构建的可持续生计分析框架，可以用图 5 - 2 来反映。

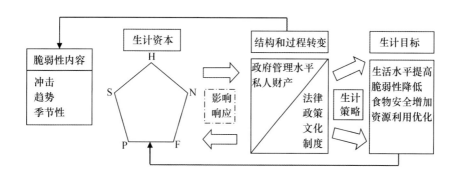

图 5 - 2　英国国际发展部的可持续生计分析框架

注：H：人力资源；N：自然资源；F：金融资源；P：物质资源；S：社会资源

健康是每个人全生命周期可持续生计的基础，没有健康的人将很难有可持续生计。因此，可持续生计分析框架是农村老年人健康风险分析

---

① 杨云彦、赵锋：《可持续生计分析框架下农户生计资本的调查与分析——以南水北调（中线）工程库区为例》，《农业经济问题》2009 年第 3 期。

的重要理论框架，见图5-3。从图5-3的逻辑关系来看，农村老年人的健康安全问题首先被置于社会、经济、政治和文化宏观背景之下，特别是人口老龄化、生态环境恶化、生活方式转变等，决定了农村老年人健康安全的总体形势。人们面临的外部冲击和内部扰动事件，对农村老年人健康保障需求产生重要影响。作为理性人，农村老年人会动用自身所拥有的健康保障资源，应对生活中的冲击事件。生活冲击事件的发生频率、严重程度和紧迫程度以及由健康保障资源构建的健康安全保障网的脆弱性程度，共同决定农村老年人健康安全的不确定性。不同农村老年人拥有的健康保障资源不同，这就决定他们所面临的健康风险程度和健康风险形式，如躯体健康风险、心理健康风险和精神健康风险等的不同。

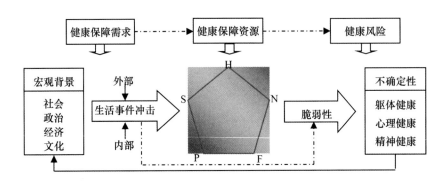

图5-3　可持续生计视角下的农村老年人健康风险分析框架

注：H：人力资源；N：自然资源；F：金融资源；P：物质资源；S：社会资源

利用可持续生计分析框架对农村老年人面临的健康风险进行分析，能够较全面地反映农村老年人各类生计资本的现状，发现农村老年人健康保障体系存在的问题并寻找有效的解决途径，进而有效规避健康风险，保障农村老年人的健康安全和生计可持续性。

二　医疗保险对农村老年人客观健康风险的影响机理

医疗保险主要通过三种路径对农村老年人的健康风险产生影响，一是医疗保险为农村老年人的医疗费支出提供补偿，这是医疗保险的本质功能，也是农村老年人参加医疗保险制度的初衷；二是医疗保险改善了农村老年人的医疗卫生条件，增强了农村老年人医疗服务的可及性和可得性，这一点在农村医疗保险制度试点文件中可以找到充分的依据，如有的研究表明，"新医改促进了城乡居民医疗保险的全面覆盖，基层医疗服务水平较前提高，人民群众的看病贵、看病难问题得以缓解，医疗服务可及性方面呈现积极发展的趋势"[1]；三是医疗保险提高了农村老年人的健康意识，促进了农村老年人"有病早治，无病早防"的健康行为，医疗保险为那些参加医疗保险但并没有发生疾病的农村居民提供健康体检，农村老年人的看病积极性明显提高，是这一影响路径的直接体现。

就第一种影响路径而言，已有的经验研究证明，医疗保险补偿后，农村老年人家庭灾难性卫生支出发生率发生了明显的下降，例如高广颖等（2017）的研究结果表明，"在40%标准下，大病保险补偿前、补偿后发生率、下降百分比分别为75.7%、73.5%与2.2%；在50.0%的标准下，大病保险补偿前与补偿后家庭灾难性卫生支出的发生率下降百分比分别为62.2%、59.6%与2.6%"[2]。再如，丁继红、游丽（2019）的研究表明，"不同的医疗保险对于降低老年人灾难性卫生支出发生率和发生强度确实存在明显差异；城职险相较于城居险和新农合更能有效降低灾难性卫生支出发生率和发生强度；自愿性医疗保险的参保者相较于强制性医疗保险有更高的灾难性卫生支出发生状况"[3]。

就第二种影响路径而言，已有的经验研究表明，医疗服务可及性和

---

①　黎丹丹等：《新医改政策对医疗服务可及性的影响研究》，《蚌埠医学院学报》2015年第3期。

②　高广颖等：《新农合大病保险制度对缓解灾难性卫生支出的效果评价》，《社会保障研究》2017年第2期。

③　丁继红、游丽：《基本医疗保险对老年人灾难性卫生支出的影响研究》，《保险研究》2019年第2期。

可得性对农村老年人健康状况存在显著的影响。例如成德宁、潘昌健（2020）的研究结果表明，医疗服务经济可及性越低，健康不平等程度越高，医疗服务经济可及性、地理可及性和质量对农村老年人健康不平等的贡献（率）分别为 20.86%、9.27% 和 13.45%。[1] 再如，杨秀丽、侯满（2020）的研究结果表明，医疗服务可性对老年人的健康显著相关，在加入不同特征变量的情况下，并不影响其显著性。[2]

就第三种影响路径而言，已有的经验研究表明，健康意识与健康状况呈现出显著的正相关关系，即健康意识越强的人健康状况越好，反之则越差。例如朱海涛等（2019）的研究结果表明，总体上看，大学生的体质健康与健康意识呈高度正相关，即健康意识越明显他们的健康状况越好。[3]

三 家庭资源对农村老年人客观健康风险的影响机理

家庭资源对农村老年人健康风险的影响，首先是基于农村老年人以"家庭"为单位应对各种生存风险的文化模式。值得阐述的是，农村老年人的家庭资源是多维度的，有物质资源、人力资源、关系资源、自然资源和社会资源之分。物质资源，主要体现在农村老年人的家庭财产，包括房产、耐用家具家电以及交通运输工具等。人力资源主要是指子女的支持，子女是农村老年人家庭保障的重要来源，甚至是核心来源。

关系资源包括两个方面，一是狭义的代际关系资源，子女对农村老年人的支持包括支持能力和支持意愿，支持能力只是为子女支持老年人提供了可能和保障，支持意愿才是子女的支持能力转化为支持行为的重

---

① 成德宁、潘昌健：《农村医疗服务可及性和质量对老年人健康不平等的影响——基于 CLHLS（2011—2014）数据的实证分析》，《广西社会科学》2020 年第 6 期。

② 杨秀丽、侯满：《医疗服务可及性对城乡老年人健康的影响——基于 2018 年 CHARLS 数据的分析》，《东北农业大学学报》（社会科学版）2020 年第 6 期。

③ 朱海涛等：《大学生健康意识与体质健康的现状调查与分析——以重庆市为例》，《广州体育学院学报》2019 年第 1 期。

要桥梁和推动力量，仅有支持能力或者仅有支持意愿都是难以实现真正意义上的子女支持的。二是社会网络资源，这主要体现在农村老年人的亲属或家族网络和社区邻里互助资源，这与农村老年人拥有的社会资源有交叉重复之处。农村老年人的自然资源主要是他们承包的耕地、山地和林地资源，由于山地和林地资源是非常有限的，农村老年人拥有的主要自然资源是耕地。农村老年人拥有的社会资源，除了上文提及的社会网络资源之外，最主要的社会资源是农村老年人拥有的社会保障制度带来的资源，包括养老保险制度、医疗保险制度等。

就第三种影响路径而言，已有的经验研究表明，家庭资源禀赋对农村老年人家庭灾难性卫生支出发生率具有显著的影响，例如徐文娟、褚福灵（2018）的研究表明，"家庭规模和健康特征变量、经济特征变量、地区特征变量对家庭是否受到灾难性卫生支出具有显著性影响，家庭规模较小、健康状况较差、经济实力较弱、居住在农村地区的家庭更容易受到灾难性卫生支出的影响"[1]。罗楚亮（2007）的研究结果表明，"医疗救助制度的推行对于降低医疗支出与非医疗支出之间的替代性、改善家庭内部成员之间的医疗资源分配的不均等性具有非常显著的改善作用"[2]。这也就是说，健康风险和医疗保障对农村家庭资源配置有重要影响，反过来也表明，农村家庭资源配置对农村老年人的健康风险也有重要影响。

家庭资源对农村老年人健康风险的影响，不仅仅取决于家庭资源的总量和结构，还受到家庭资源分配方式和分配模式的影响。例如，当农村老年人面临灾难性医疗卫生支出时，家庭资源是向上倾斜还是向下倾斜，不仅影响农村老年人的疾病治疗决策，也影响他们的健康风险状

---

[1] 　徐文娟、褚福灵：《灾难性卫生支出水平及影响因素研究——基于 CHARLS 数据的分析》，《社会保障研究》2018 年第 5 期。

[2] 　罗楚亮：《健康风险、医疗保障与农村家庭内部资源配置》，《中国人口科学》2007 年第 2 期。

况。有学者研究表明，在家庭资源有限的情况下，制度变迁、人口增长与老龄化、家庭变迁以及价值取向的变迁等原因，往往造成农村家庭资源的代际向下倾斜，即更多的资源用于子女的投资而不是用于父母的消费。① 这对农村老年人的健康风险势必带来重要的影响，那么，影响到底有哪些是一个值得深入探讨的重要方面。

四 个体特征对农村老年人客观健康风险的影响差异

个体特征对农村老年人健康风险的影响，不仅仅体现在个体健康状况导致的健康风险差异，还在于健康行为的个体差异对农村老年人的健康风险也有重要影响。已有的经验研究表明，农村老年人的身体状况对老年人的健康有显著影响，从一个侧面表明老年人身体状况的健康风险效应。例如，杨秀丽、侯满（2020）的研究结果表明，个体特征和生活习惯对老年人健康的影响并不显著，老年人身体状况和医疗保障对老年人健康具有显著影响。② 何文、申曙光（2021）的研究结果表明，"城乡居民医保一体化政策显著降低了城乡居民的医疗负担，并改善了城乡参保居民的健康状况，缩小了城乡居民之间的健康不平等，但医疗资源配置不均衡大大限制了这一效果的发挥"③。

关于健康行为对农村老年人健康状况的影响，已有研究表明，"政策环境、个人与家庭能力以及健康状况等能力和需求要素对个人使用健康服务的特征和倾向有显著影响"④。姜天娇等（2011）基于大连市的调查研究结果表明，个体人口学特征对健康行为有显著影响，健康行为

---

① 刘桂莉：《眼泪为什么往下流？——转型期家庭代际关系倾斜问题探析》，《南昌大学学报》（人文社会科学版）2005 年第 6 期。

② 杨秀丽、侯满：《医疗服务可及性对城乡老年人健康的影响——基于 2018 年 CHARLS 数据的分析》，《东北农业大学学报》（社会科学版）2020 年第 6 期。

③ 何文、申曙光：《城乡居民医保一体化政策缓解了健康不平等吗？——来自中国地级市准自然实验的经验证据》，《中国农村观察》2021 年第 3 期。

④ 彭希哲、宋靓珺、黄剑焜：《中国失能老人长期照护服务使用的影响因素分析——基于安德森健康行为模型的实证研究》，《人口研究》2017 年第 4 期。

指数的性别差异，是这一结论的有力证明。他们的研究结果表明，"健康行为指数 4 分以上的男性为 62.9%，女性为 83.0%，女性较男性具有更为健康的行为，而且显著性检验表明，这种差异有统计学意义"①。

在个体人口学因素中，教育对农村老年人健康风险的影响是其中的重要方面，而且教育对农村老年人健康风险的影响，主要通过增加农村老年人的收入水平实现的。例如，程名望等（2014）的经验研究结果表明，"从 2003—2010 年的 7 年时间，中国农村贫困发生率呈现逐年降低的趋势，这一变动趋势主要得益于农户收入的快速增长，而不是收入差距的逐渐缩小。健康与教育所体现的人力资本是显著影响农户收入水平的重要因素，对农村老年人口减贫具有显著作用"②。再如，程令国等（2014）基于中国老年人数据的经验研究结果表明，"教育显著提高了中国老年人的健康水平和存活率，且教育带来的健康投入效率的提高比预算约束的放松所起的作用更大"③。

农村老年人并不是一个同质的群体，而是一个异质性比较明显的群体。每一个农村老年人都生活在不同的环境中，这种生活与生产环境的差异对农村老年人不同观念的形成起到了决定性作用，观念的价值性在于指导农村老年人的生活实践和行为。这正如政府干预主义的代表人物凯恩斯所言，"观念可以改变历史的轨迹"④。正是基于这一经验证据我们可以推断，生活观念也会对农村老年人的健康风险产生重要影响。已有的经验研究证明了这一推断的合理性，例如，景怀斌（2003）的经

---

① 姜天娇等：《大连市中老年居民健康行为与健康状况的调查研究》，《中国全科医学》2011 年第 32 期。

② 程名望等：《农村减贫：应该更关注教育还是健康？——基于收入增长和差距缩小双重视角的实证》，《经济研究》2014 年第 11 期。

③ 程令国、张晔、沈可：《教育如何影响了人们的健康？——来自中国老年人的证据》，《经济学》（季刊）2015 年第 1 期。

④ 转引自长永《农民"养儿防老"观念的代际差异及转变趋势》，《人口学刊》2012 年第 6 期。

验研究结果表明，"心理健康观念对心理症状有显著的影响"①。

第三节　医疗保险影响农村老年人客观健康风险的实证检验

医疗保险对农村老年人客观健康风险的影响，体现在两个方面：一是医疗保险补偿前后，农村老年人客观健康风险的差异性到底有多大；二是医疗保险对农村老年人客观健康风险影响的边际贡献到底有多大。其中，医疗保险对农村老年人客观健康风险的边际贡献，又包括两个方面：一是有没有医疗保险对农村老年人客观健康风险的边际贡献；二是医疗保险的综合保障能力对农村老年人客观健康风险的边际贡献。

一　医疗保险对农村老年人客观健康风险的直接影响

医疗保险对农村老年人客观健康风险的直接影响，是指医疗保险报销前后农村老年人家庭灾难性卫生支出风险发生率的变化大小。

表 5 - 6 的统计结果表明，按照世界银行提出的医疗卫生保健支出占非食品支出的比例达到 40% 以上即为衡量家庭灾难性卫生支出发生的判断标准，那么，当医疗保险报销之后农村老年人家庭灾难性卫生支出的发生率为 35.5%，比没有农村医疗保险报销之前降低了 1.3%。这一统计结果，与宫习飞等（2009）的研究结果极为相近，即山东省 2006 年和 2008 年农村医疗保险补偿前后家庭灾难性卫生支出发生率分别下降了 1.34% 和 1.28%。② 上述研究表明：农村医疗保险对降低农村老年人家庭灾难性卫生支出发生率有一定的作用，但是，医疗保险对降低农村老年人家庭灾难性卫生支出发生率的作用比较有限。

---

① 景怀斌：《心理健康观念对心理症状的影响研究》，《心理科学》2003 年第 5 期。
② 宫习飞等：《新型农村合作医疗对灾难性卫生支出的影响研究》，《卫生经济研究》2009 年第 9 期。

表5－6　医疗保险报销后农村老年人家庭灾难性卫生支出发生率（40%阈值）

		频率	百分比（%）	有效百分比（%）	累计百分比（%）	报销后家庭灾难性卫生支出下降幅度（%）
是否发生家庭灾难性卫生支出	没有发生	502	38.3	64.5	64.5	1.3
	已经发生	276	21.1	35.5	100.0	
	合计	778	59.4	100.0		
缺失	系统	531	40.6			
合计		1309	100.0			

　　表5－7的统计结果，是按照一些学者向下拓展的家庭灾难性卫生支出的判断标准，即医疗卫生保健支出占家庭非食品支出的比例达到30%以上，那么，农村医疗保险报销之后，农村老年人家庭灾难性卫生支出的发生率为41.5%，比农村医疗保险报销之前农村老年人家庭灾难性卫生支出发生率下降了3.9%。这一统计结果，高于宫习飞等（2009）的研究结果，即宁夏回族自治区2006年和2008年农村医疗保险补偿前后家庭灾难性卫生支出发生率分别下降了0.41%和1.13%。[1]由于世界银行推荐的标准是医疗卫生保健支出占非食品支出的比例为40%作为阈值，因此，这一统计结果可以作为参照。当然，也可能是由于农村医疗保险制度筹资水平不断提高、报销范围逐渐扩大引起的积极政策效应，如把谈判药纳入医保、通过带量采购实现"腾笼换鸟"等。[2]

---

　　[1]　宫习飞等：《新型农村合作医疗对灾难性卫生支出的影响研究》，《卫生经济研究》2009年第9期。

　　[2]　夏金彪：《医保"腾笼换鸟"让更多好药新药惠及患者》，《中国经济时报》2020年12月31日。所谓"腾笼换鸟"，是指降低虚高的药品价格，为调整诊疗项目收费标准提供空间。腾笼换鸟的依据有三个方面：一是我国药品费用占医疗费的比重过高，占一半左右；二是部分药品价格虚高，其中虚高的部分往往用来给医生回扣；三是体现医务人员劳动价值的诊疗收费项目过低。参见熊先军《警惕医药价格调整的腾笼换鸟》，《中国社会保障》2015年第8期。

表5-7　医疗保险报销后农村老年人家庭灾难性卫生支出发生率（30%阈值）

		频率	百分比（%）	有效百分比（%）	累计百分比（%）	报销后家庭灾难性卫生支出下降幅度（%）
是否发生家庭灾难性卫生支出	没有发生	455	34.8	58.5	58.5	3.9
	已经发生	323	24.7	41.5	100.0	
	合计	778	59.4	100.0		
缺失	系统	531	40.6			
合计		1309	100.0			

表5-8的统计结果，是按照一些学者向上拓展家庭灾难性卫生支出发生的判断标准，即医疗卫生保健支出占家庭非食品支出的50%，根据这一衡量标准，农村医疗保险报销之后，农村老年人家庭灾难性卫生支出发生率为30.7%。这比医疗保险补偿前农村老年人家庭灾难性卫生支出发生率下降了1.3%。这一统计结果与高广颖等（2017）对北京顺义区农村医疗保险补偿后家庭灾难性卫生支出发生率的变化幅度极为接近，即补偿前后家庭灾难性卫生支出发生率下降了1.79%。[①] 不同

表5-8　　　　医疗保险报销后农村老年人家庭灾难性
卫生支出发生率（50%阈值）

		频率	百分比（%）	有效百分比（%）	累计百分比（%）	报销后家庭灾难性卫生支出下降幅度（%）
是否发生家庭灾难性卫生支出	没有发生	539	41.2	69.3	69.3	1.3
	已经发生	239	18.3	30.7	100.0	
	合计	778	59.4	100.0		
缺失	系统	531	40.6			
合计		1309	100.0			

---

① 高广颖等：《新农合大病保险制度对缓解灾难性卫生支出的效果评价》，《社会保障研究》2017年第2期。

地区农村医疗保险对家庭灾难性卫生支出发生率的降低效应，不仅反映出医疗保险的实践价值，也反映出医疗保险对农村老年人家庭灾难性卫生支出发生率的作用是较小的，有待进一步提高。

二　是否参加医疗保险对农村老年人客观健康风险的影响

表5－9统计结果的分析思路是，首先基于"风险与保障"的博弈框架，并基于脆弱性分析框架，分析不同层面的解释变量对农村老年人客观健康风险的影响。同时，为了更加准确地反映是否参加医疗保险制度对农村老年人客观健康风险的边际贡献，本课题首先把一些重要的控制变量纳入模型分析之中，其中，模型1主要分析家庭保障资源和社区环境资源对农村老年人客观健康风险的影响；模型2是在模型1的解释变量的基础上把社会网络资源纳入分析框架，分析它们对农村老年人客观健康风险的影响；模型3是在控制模型1和模型2的解释变量的基础上，重点分析是否参加医疗保险对农村老年人客观健康风险的边际贡献。

从模型1、模型2和模型3的拟合效果来看，三个模型均通过了显著性检验，这意味着三个模型选择的解释变量至少有一个解释变量对农村老年人客观健康风险的影响具有统计学意义。从三个模型的伪决定系数来看，模型1解释了因变量变异的8.8%，模型2解释了因变量变异的9.9%，模型3解释了因变量变异的9.9%。由于模型2和模型3的差异在于增加了是否参加医疗保险这一解释变量，但是增加这个变量并没有带来模型总体解释力的变化，这也就是说，是否参加医疗保险对农村老年人的客观健康风险没有影响。同时，显著性检验也表明，是否参加医疗保险对农村老年人客观健康风险的影响，并没有通过显著性检验。由此，可以得出结论：即医疗保险对农村老年人客观健康风险的影响，不在于是否参加医疗保险，而可能在于医疗保险的综合保障能力。

表5-9　　是否参加医疗保险对农村老年人客观健康风险的影响

变量类型		模型1		模型2		模型3	
		B	EXP（B）	B	EXP（B）	B	EXP（B）
家庭保障资源	家庭规模	-0.173***	0.841	-0.181***	0.834	-0.184***	0.832
	家庭存款	-0.131***	0.877	-0.125***	0.882	-0.124***	0.884
社区环境资源	所在地区	0.068	1.071	0.101	1.107	0.093	1.097
	山区	-0.657***	0.518	-0.654***	0.520	-0.659**	0.518
	丘陵	-0.020	0.980	-0.011	0.989	-0.025	0.975
	盆地	-1.769***	0.170	-1.834***	0.160	-1.849**	0.157
	其他	-0.789	0.454	-0.850	0.428	-0.770	0.463
	社区经济	-0.136	0.873	-0.100	0.904	-0.108	0.897
	社区交通	0.348***	1.416	0.366***	1.442	0.370***	1.448
社会网络资源	代际关系			-0.116**	0.891	-0.115**	0.891
	邻里关系			0.308**	1.361	0.313**	1.368
	干群关系			-0.162	0.850	-0.162	0.851
解释变量	是否参保					0.218	1.244
模型拟合优度	-2倍似然对数	1314.110	1294.942	1294.942			
	伪决定系数	0.088	0.099	0.099			
	显著性水平	0.000	0.000	0.000			
	样本量	1309	1309	1309			

三　医疗保险保障能力对农村老年人客观健康风险的影响

为了准确分析医疗保险综合保障能力对农村老年人客观健康风险的影响，本部分首先把农村老年人家庭保障资源、社区环境资源、社会网络资源作为控制变量纳入模型，在此基础上分析医疗保险综合保障能力对农村老年人客观健康风险的边际影响，分析结果见表5-10。

首先，从模型的显著性来看，模型在1%的显著性水平上通过了检验，这表明三个模型所选择的解释变量至少有一个对农村老年人客观健康风险有统计学意义。由于模型4和模型5与模型1和模型2的分析相同，这里不再分析。从表 5 - 10 模型 6 的统计结果来看，包括医疗保险综合保障能力在内的 10 个解释变量，解释了因变量变异的 10.5%。与模型 3 相比，完全相同的控制变量，解释变量对因变量变异的解释力的变化，可以推断主要来自于核心解释变量即医疗保险综合保障能力的影响。相对于模型 2，模型 6 对因变量变异的解释力的变化，完全来自于医疗保险的综合保障能力，即医疗保险综合保障能力这一个指标，解释了农村老年人客观健康风险变异的 1.6%。

表 5 - 10 医疗保险保障能力对农村老年人客观健康风险的影响

变量类型		模型 4		模型 5		模型 6	
		B	EXP (B)	B	EXP (B)	B	EXP (B)
家庭保障资源	家庭规模	- 0.173 ***	0.841	- 0.181 ***	0.834	- 0.185 ***	0.831
	家庭存款	- 0.131 ***	0.877	- 0.125 ***	0.882	- 0.122 **	0.885
社区环境资源	所在地区	0.068	1.071	0.101	1.107	0.107	1.112
	山区	- 0.657 ***	0.518	- 0.654 ***	0.520	- 0.604 **	0.546
	丘陵	- 0.020	0.980	- 0.011	0.989	- 0.032	0.968
	盆地	- 1.769 ***	0.170	- 1.834 ***	0.160	- 1.489 ***	0.226
	其他	- 0.789	0.454	- 0.850	0.428	- 0.913	0.401
	社区经济	- 0.136	0.873	- 0.100	0.904	- 0.122	0.885
	社区交通	0.348 ***	1.416	0.366 ***	1.442	0.341 **	1.406
社会网络资源	代际关系			- 0.116 **	0.891	- 0.119 **	0.888
	邻里关系			0.308 **	1.361	0.303 **	1.353
	干群关系			- 0.162	0.850	- 0.198 **	0.821
解释变量	医疗保险综合保障能力					- 0.329 **	0.720
模型拟合优度	- 2 倍似然对数	1314.110		1294.942		1290.097	
	伪决定系数	0.088		0.099		0.105	
	显著性水平	0.000		0.000		0.000	
	样本量	1309		1309		1309	

从医疗保险综合保障能力对农村老年人客观健康风险（家庭灾难性卫生支出发生率）的影响方向与影响程度来看，医疗保险综合保障能力对农村老年人客观健康风险有显著的负向影响（B值为负），即医疗保险综合保障能力越强，农村老年人家庭发生灾难性卫生支出风险的概率越低，医疗保险综合保障能力每提高一个单位，农村老年人家庭灾难性卫生支出发生的概率将降低38.8%。这一检验结果与姜德超（2015）分析的医疗保险类型对家庭灾难性卫生支出发生率的边际贡献较为接近，姜德超的分析结果表明，城乡居民医疗保险对家庭灾难性卫生支出率的边际贡献是26.6%，职工医保和城乡居民医疗保险对家庭灾难性卫生支出发生率的边际贡献为37.6%。[1]

四　不同层面控制变量对农村老年人客观健康风险的影响

从不同控制变量对农村老年人家庭灾难性卫生支出发生率的影响来看（见表5-9和表5-10的模型3和模型6）。家庭保障资源对农村老年人家庭灾难性卫生支出发生率有显著的影响，家庭规模越大，农村老年人家庭灾难性卫生支出发生率越低，家庭规模每增加一个人，农村老年人家庭灾难性卫生支出发生的概率将下降20.3%，家庭存款越多的农村老年人家庭灾难性卫生支出发生率越低，家庭存款每上升一个档次，即家庭存款每增加两万元，农村老年人家庭灾难性卫生支出发生的概率将下降13.0%。这与姜德超（2015）的分析结果较为类似，即"家庭经济水平是影响灾难性卫生支出发生的重要影响因素，其每提高一个组别，灾难性卫生支出在1%的显著性水平发生的可能性是不发生的0.815倍"[2]。

---

① 姜德超、吴少龙、魏予辰：《新医改缓解了看病贵吗？——来自两省家庭灾难性卫生支出分析的证据》，《公共政策评论》2015年第5期。

② 姜德超、吴少龙、魏予辰：《新医改缓解了看病贵吗？——来自两省家庭灾难性卫生支出分析的证据》，《公共政策评论》2015年第5期。

社区环境资源对农村老年家庭灾难性卫生支出发生率有显著的影响，相对于平原地区的农村老年人而言，居住在山区和盆地地区的农村老年人家庭灾难性卫生支出发生率更低，居住在山区和盆地地区的农村老年人家庭灾难性卫生支出发生率分别是平原地区的 0.546 倍和 0.226 倍。社区交通便利性对农村老年人家庭灾难性卫生支出发生率具有显著的影响，社区交通便利性越差，农村老年人家庭灾难性卫生支出发生率越高，社区交通便利性每下降一个水平，农村老年人家庭灾难性卫生支出发生的概率将增加 40.6%。所在地区和社区经济对农村老年人家庭灾难性卫生支出发生率的影响没有通过显著性检验，这表明所在地区和社区经济对农村老年人家庭灾难性卫生支出发生率的影响缺乏统计学意义。

社会网络资源对农村老年人家庭灾难性卫生支出发生率有显著的影响，代际关系越差，农村老年人家庭灾难性卫生支出发生率越低，代际关系每下降一个水平，农村老年人家庭灾难性卫生支出发生率将下降 12.6%。可能的解释有两个方面：一是代际关系越差的地区，往往是较为落后的地区，农村老年人经济条件较差，因病治疗所花费的医疗保健费用较低；二是代际关系越差，农村老年人得到的子女支持也将越少，而农村老年人一般收入水平较低，在面对疾病风险时，"应住院未住院""应就诊未就诊"的问题较为突出，导致医疗费用支出较少，降低了家庭灾难性卫生支出发生的概率。

邻里关系对农村老年人家庭灾难性卫生支出发生率有显著的正向影响，邻里关系越差，农村老年人家庭灾难性卫生支出发生的概率越大，邻里关系每下降一个水平，农村老年人家庭灾难性卫生支出发生的概率将增加 35.3%。可能的解释是，农村是一个熟人社会，邻里之间存在频繁的互动，这种互动对农村老年人的健康状况将产生重要影响，邻里关系差很可能恶化了农村老年人的健康状况，导致医疗卫生保健支出增加，因此，提高了农村老年人家庭灾难性卫生支出发生的可能性。

　　干群关系对农村老年人家庭灾难性卫生支出发生率有显著的负向影响，干群关系越差，农村老年人家庭灾难性卫生支出发生的概率将越小，干群关系每下降一个水平，农村老年人家庭灾难性卫生支出发生的概率将下降21.8%。可能的解释是，干群关系越差的地区，说明干部与群众之间的利益冲突往往较为严重，而这些地区往往发生在社区经济比较好的城市郊区或者是经济比较发达的农村地区，而这些地区的农村老年人由于非食品支出的数量较多，在一定程度上降低了农村老年人家庭灾难性卫生发生的可能性。

第六章 医疗保险对农村老年人主观健康风险的影响效应

医疗保险制度的建设目标是多元的，它不仅为农村老年人的医疗费支出提供补偿，更为重要的是医疗保险为农村老年人提供了一种稳定的健康风险安全保障预期。如果说，医疗保险为农村老年人的医疗费支出提供补偿是一种直接目标，那么，为农村老年人提供稳定的健康安全保障预期，消除农村老年人对疾病风险的恐惧，则是医疗保险制度的终极发展目标。正是基于这一逻辑，本章内容从农村老年人主观健康风险的角度，来审视农村医疗保险制度的综合保障能力和建设效果。那么，农村老年人的主观健康风险是高还是低呢，医疗保险对农村老年人主观健康风险的影响效应是什么呢？这是本章需要重点解决的两个问题。

第一节 农村老年人的主观健康风险及其结构差异

农村老年人的客观健康风险是基于"家庭单位"视角下的实证考察，而农村老年人的主观健康风险则是基于"个人"角度的实证考察。农村老年人的主观健康风险及其结构差异，涉及三个方面的问题：一是如何测量农村老年人的主观健康风险；二是农村老年人主观健康风险的高低；三是农村老年人主观健康风险在不同特征老年人之间表现出什么样的特点和规律性。

一 农村老年人的主观健康风险及其测量

农村老年人的主观健康风险，是指农村老年人面临的健康风险在他们主观认识上的体现。由于健康风险是客观存在的，农村老年人是无法消除他们面临的疾病风险及其带来的医疗费用负担的，农村老年人能做的是提前做好疾病风险保障体系建设，当疾病风险真的发生时，能有完善的健康保障体系为农村老年人的医药费支出买单，不至于导致农村老年人"因病致贫，因病返贫"问题的发生。因此，农村老年人的主观健康风险可以操作化为"在拥有医疗保险提供的保障的情况下，您还担心生病看不起病吗？"这一测量指标来实现，答案设计为"1 = 非常担心，2 = 比较担心，3 = 一般担心，4 = 不太担心，5 = 很不担心"。农村老年人对"生病看不起病"问题的担心程度，不仅反映了农村老年人面临的健康风险高低，还从一个侧面反映了农村医疗保险制度的综合保障能力和建设效果。

本书如此测量农村老年人健康风险的依据有三个方面：一是农民是理性的，农村老年人也是理性的，他们在判断是否担心"生病看不起病"的问题时，是基于他们面临的客观健康风险及其所拥有的医疗保险制度的综合保障能力；二是已有学者在测量养老风险与疾病风险时的具体做法，例如乐章（2005、2006）[①]、于长永（2011）[②] 在分析农民面临的养老风险时，采用的是农民对他们"老无所养"问题的担心程度，来测量农民面临的养老风险。养老风险与健康风险具有类似的性质，因此，测量农民面临的养老风险的经验做法，可以借用到农村老年人健康风险的测量；三是在研究社会资本与老年人健康之间的关系时，

[①] 乐章：《风险与保障：基于农村养老问题的一个实证分析》，《农业经济问题》2005 年第 9 期；乐章：《他们在担心什么：风险与保障视角中的农民问题》，《农业经济问题》2006 年第 2 期。

[②] 于长永：《人口老龄化背景下农民的养老风险及其制度需求——基于全国十个省份千户农民的调查数据》，《农业经济问题》2011 年第 10 期。

大量的经验研究采用"自评健康"来测量农村老年人的健康水平，自评健康是一种主观感受，是一种基于农村老年人理性人假设之下对自身健康状况的主观评价，而且这种主观评价的测量结果是比较好的，甚至比客观健康指标有更好的测量效度。[①]

二　农村老年人主观健康风险的总体水平

表 6-1 的统计结果表明，农村老年人主观健康风险比较高，在拥有医疗保险提供的疾病风险保障的情况下，仍有 46.8% 的农村老年人非常担心和比较担心"生病看不起病"，如果把一般担心也合并为担心"生病看不起病"，那么，农村老年人担心"生病看不起病"的比例将进一步提升到 64.7%。由于农村老年人是理性的，农村老年人生病看不起病的关键原因是医疗保险制度的综合保障能力还比较低，还没有为农村老年人提供一种稳定的健康风险保障预期。

表 6-1　　　　　　　　　农村老年人主观健康风险的总体水平

		频率（个）	百分比（%）	有效百分比（%）
您还担心生病看不起病吗？	非常担心	139	10.6	11.5
	比较担心	427	32.6	35.3
	一般担心	216	16.5	17.9
	不太担心	390	29.8	32.3
	一点不担心	37	2.8	3.1
	合计	1209	92.4	100.0
合计		1309	100.0	

---

① Yip, W., Subramanian, S. V., Mitchell, A. D., Lee, D. T. S., Wang, J. and Kawachi, I., "Does Social Capital Enhance Health and Well-bing? Evidence from Rural China", *Social Science & Medicine*, Vol. 64, No. 1, January 2007, pp. 35 – 49.

三 农村老年人主观健康风险的性别差异

表6-2的统计结果显示，农村老年人主观健康风险存在一定的性别差异，女性农村老年人的主观健康风险更大，男性农村老年人的主观健康风险更低。其中，女性农村老年人非常担心和比较担心"生病看不起病"的比例为48.8%，而男性农村老年人非常担心和比较担心"生病看不起病"的比例为44.9%，女性农村老年人担心"生病看不起病"的比例比男性农村老年人多3.9%。但是从卡方检验的结果来看，农村老年人主观健康风险的性别差异，并没有通过显著性检验（P>0.05），这表明农村老年人主观健康风险的性别差异，主要体现在被调查的农村老年人样本中，农村老年人主观健康风险的性别差异在总体中并不存在，即农村老年人主观健康风险的性别差异不是一种普遍现象。

表6-2　　　　　　　　**农村老年人主观健康风险的性别差异**　　　　（单位:%）

主观健康风险		在拥有医疗保险提供的保障的情况下，您还担心生病看不起病吗？					合计
		非常担心	比较担心	不好说	不太担心	一点不担心	
性别	女性	10.1	38.7	17.8	30.4	3.0	100.0
		43.9	54.6	49.5	47.0	48.6	49.8
	男性	12.9	32.0	18.0	34.0	3.1	100.0
		56.1	45.4	50.5	53.0	51.4	50.2
合计 （N=1208）		11.5	35.3	17.9	32.2	3.1	100.0
		100.0	100.0	100.0	100.0	100.0	100.0

注：Pearson Chi-Square = 7.033　Asymp. Sig. = 0.134.

四 农村老年人主观健康风险的年龄分组差异

表6-3的统计结果表明，农村老年人的主观健康风险存在一定的年龄分组差异，60—69岁的农村老年人有45.1%担心"生病看不起病"，70—79岁的农村老年人有48.5%担心"生病看不起病"，80—89

岁的农村老年人有 50.8% 担心"生病看不起病"，90 岁及以上的农村老年人有 25.0% 担心"生病看不起病"。这表明，随着年龄的增长，农村老年人担心"生病看不起病"的比例在增加。这与农村老年人年龄越大，健康风险越大的基本趋势相吻合。但是，从显著性检验结果表明（P > 0.05），农村老年人主观健康风险年龄分组差异，并没有通过显著性检验，这也就是说不同年龄的农村老年人，他们面临的主观健康风险是具有相似性的，这也表明农村老年人主观健康风险的普遍性。

表 6 - 3　　　　　农村老年人主观健康风险的健康状况差异　　　　（单位:%）

主观健康风险		在拥有医疗保险提供的保障的情况下，您还担心生病看不起病吗？					合计
		非常担心	比较担心	不好说	不太担心	一点不担心	
年龄分组	60—69 岁	10.5	34.6	20.2	31.5	3.2	100.0
		46.8	50.2	58.1	50.1	54.1	51.3
	70—79 岁	12.5	36.0	15.5	33.5	2.5	100.0
		39.6	37.1	31.6	37.8	29.7	36.4
	80—89 岁	12.9	37.9	15.7	29.3	4.3	100.0
		12.9	12.4	10.2	10.5	16.2	11.6
	90 岁及以上	12.5	12.5	0.0	75.0	0.0	100.0
		0.7	0.2	0.0	1.5	0.0	0.7
合计（N = 1206）		11.5	35.3	17.8	32.3	3.1	100.0
		100.0	100.0	100.0	100.0	100.0	100.0

注：Pearson Chi-Square = 16.693　Asymp. Sig. = 0.406.

五　农村老年人主观健康风险的健康自评差异

农村老年人的自评健康状况越差，他们面临的疾病风险就越大，发生医疗费支出的可能性也越大、越多。同时，自评健康状况越差的农村老年人，他们创造财富、就业机会的可能性也越低，导致他们应对健康风险的能力不足。因此，他们的主观健康风险，即担心"生病

看不起病"的可能性就越大。表 6 – 4 的统计结果表明，农村老年人
的主观健康风险存在明显的自评健康状况差异，自评健康状况非常健
康和比较健康的农村老年人，非常担心和比较担心"生病看不起病"
的比例分别为 35.1% 和 45.7% ，而自评健康状况为不太健康和很不
健康的农村老年人，非常担心和比较担心"生病看不起病"的比例则
达到了 58.4% 和 67.5% 。这也就是说，健康状况自评较差的农村老
年人的主观健康风险明显大于自评健康状况好的农村老年人。而且显
著性检验结果表明，农村老年人主观健康风险的自评健康状况差异，
在 1% 的显著性水平下（Sig. = 0.000）通过了显著性检验，这表明农
村老年人主观健康风险的自评健康状况差异，不仅仅存在于样本中，
在总体中也是存在的，即农村老年人主观健康风险的自评健康状况差
异是一种普遍现象。

表 6 – 4　　　　　　农村老年人主观健康风险的健康状况差异　　　　　（单位:%）

主观健康风险		在拥有医疗保险提供的保障的情况下，您还担心生病看不起病吗？					合计
		非常担心	比较担心	不好说	不太担心	一点不担心	
您的自评健康状况	非常健康	10.1	25.0	13.8	42.2	9.0	100.0
		20.3	15.7	17.1	29.0	64.9	22.3
	比较健康	9.1	36.6	19.3	34.2	0.8	100.0
		26.3	32.9	34.3	33.6	8.1	31.9
	一般	9.1	36.6	19.3	34.2	0.8	100.0
		26.3	32.9	34.3	33.6	8.1	31.9
	不太健康	12.6	45.8	14.9	24.8	1.9	100.0
		24.8	28.2	18.1	16.7	13.5	21.8
	很不健康	32.4	35.1	13.5	18.9	0.0	100.0
		9.0	3.1	2.3	1.8	0.0	3.1
合计（N = 1202）		11.1	35.4	18.0	32.4	3.1	100.0
		100.0	100.0	100.0	100.0	100.0	100.0

注：Pearson Chi-Square = 99.739　Asymp. Sig. = 0.000.

六　农村老年人主观健康风险的所在地区差异

表6-5的统计结果显示，农村老年人主观健康风险存在明显的地区差异。东部地区非常担心和比较担心"生病看不起病"的农村老年人所占比例为31.9%，中部地区非常担心和比较担心"生病看不起病"的农村老年人所占比例为57.2%，西部地区非常担心和比较担心"生病看不起病"的农村老年人所占比例为44.8%。这也就是说，中部地区农村老年人担心"生病看不起病"的比例最高，西部地区次之，东部地区最低。而且从显著性检验结果来看（P < 0.05），农村老年人主观健康风险的地区差异，在1%的显著性水平上通过了显著性检验，即农村老年人主观健康风险的地区差异，并不是仅仅存在于样本中，在总体中也存在。这也就是说，农村老年人主观健康风险的地区差异是一个普遍现象。

表6-5　　　　　农村老年人主观健康风险的所在地区差异　　　　（单位:%）

主观健康风险		在拥有医疗保险提供的保障的情况下，您还担心生病看不起病吗？					合计
		非常担心	比较担心	不好说	不太担心	一点不担心	
所在地区	东部地区	6.6	25.3	17.0	44.0	7.1	100.0
		19.4	24.4	32.4	46.4	78.4	34.0
	中部地区	17.2	40.0	18.2	24.1	0.5	100.0
		77.0	58.3	52.3	38.5	8.1	51.4
	西部地区	2.8	42.0	18.8	33.5	2.8	100.0
		3.6	17.3	15.3	15.1	13.5	14.6
合计 （N = 1209）		11.5	35.3	17.9	32.3	3.1	100.0
		100.0	100.0	100.0	100.0	100.0	100.0

注：Pearson Chi-Square = 121.399　Asymp. Sig. = 0.000.

七　农村老年人主观健康风险的婚姻状况差异

表6-6的统计结果表明，农村老年人主观健康风险，也呈现出一

定的婚姻状况差异。未婚状态的农村老年人，非常担心和比较担心"生病看不起病"的比例为 60.0%，已婚状态的农村老年人非常担心和比较担心"生病看不起病"的比例为 43.8%，离异状态的农村老年人非常担心和比较担心"生病看不起病"的比例为 53.0%，丧偶状态的农村老年人非常担心和比较担心"生病看不起病"的比例为 53.8%。通过比较可以发现，已婚状态的农村老年人非常担心和比较担心"生病看不起病"的比例是最低的，也就是说他们面临的主观健康风险是最低的。这充分说明，"少年夫妻老来伴"，配偶的陪伴不仅能够促进农村老年人的身心健康，减少重大疾病发生的概率，也可以分担农村老年人一方发生重大疾病风险时所面临的医药费支出负担，因此，农村老年人的主观健康风险表现出上述婚姻状况差异。但是，值得指出的是，这一结果并没有通过显著性检验。这种差异在总体中是否存在，仍需要进一步检验。

表6-6　　　　　农村老年人主观健康风险的婚姻状况差异　　　（单位:%）

主观健康风险		在拥有医疗保险提供的保障的情况下，您还担心生病看不起病吗？					合计
		非常担心	比较担心	不好说	不太担心	一点不担心	
您的婚姻状况	未婚	20.0	40.0	3.3	33.3	3.3	100.0
		4.3	2.8	0.5	2.6	2.7	2.5
	已婚	10.7	33.1	18.6	34.4	3.2	100.0
		67.4	67.6	75.0	76.7	75.7	72.1
	离异	5.9	47.1	23.5	23.5	0.0	100.0
		0.7	1.9	1.9	1.0	0.0	1.4
	丧偶	13.1	40.7	16.9	26.6	2.8	100.0
		27.5	27.7	22.7	19.7	21.6	24.0
合计（N = 1207）		11.4	35.3	17.9	32.3	3.1	100.0
		100.0	100.0	100.0	100.0	100.0	100.0

注：Pearson Chi-Square = 17.431　Asymp. Sig. = 0.134。

八　农村老年人主观健康风险的文化程度差异

表6-7的统计结果表明，农村老年人的主观健康风险，也存在一定的文化程度差异。文盲文化程度的农村老年人，非常担心和比较担心"生病看不起病"的比例为46.8%，小学文化程度的农村老年人，非常担心和比较担心"生病看不起病"的比例为46.5%，初中文化程度的农村老年人，非常担心和比较担心"生病看不起病"的比例为52.3%，高中文化程度的农村老年人，非常担心和比较担心"生病看不起病"的比例为38.0%，大学以上文化程度的农村老年人，非常担心和比较担心"生病看不起病"的比例为33.3%。这说明，随着农村老年人文化程度的提高，他们非常担心和比较担心"生病看不起病"的比例在

表6-7　　　　　**农村老年人主观健康风险的文化程度差异**　　　　（单位:%）

主观健康风险		在拥有医疗保险提供的保障的情况下，您还担心生病看不起病吗？					合计
		非常担心	比较担心	不好说	不太担心	一点不担心	
您的文化程度	文盲	12.6	34.2	17.2	32.8	3.2	100.0
		43.2	38.4	38.1	40.5	40.5	39.6
	小学	11.0	35.5	18.5	32.0	3.1	100.0
		41.0	43.3	44.7	43.1	43.2	43.2
	初中	11.1	41.2	16.3	28.1	3.3	100.0
		12.2	14.8	11.6	11.2	13.5	12.7
	高中	10.0	28.0	24.0	36.0	2.0	100.0
		3.6	3.3	5.6	4.7	2.7	4.2
	大学以上	0.0	33.3	0.0	66.7	0.0	100.0
		0.0	0.2	0.0	0.5	0.0	0.2
合计（N=1201）		11.6%	35.4	17.9	32.1	3.1	100.0
		100.0	100.0	100.0	100.0	100.0	100.0

注：Pearson Chi-Square =7.978　Asymp. Sig. =0.950.

下降，即他们面临的主观健康风险在降低。但是，从显著性检验结果来看，农村老年人主观健康风险的文化程度差异，并没有通过显著性检验。这也就是说，农村老年人主观健康风险的文化程度差异，只是样本中表现出的现象，在总体中并不存在。

第二节　医疗保险影响农村老年人主观健康风险的内在机理

大量的经验研究表明，农民是理性的，也是风险厌恶型的（Roumasset[①]，1976；Popkin[②]，1979；Llis[③]，1988）。农村老年人对健康风险的主观感受，并不是一种非理性行为，而是根据自己所拥有的健康保障状况、家庭资源禀赋和个体健康条件以及自己所拥有的医疗保险提供的综合保障能力而给出的一种理性认知。换句话说，也就是农民基于保障与风险的权衡，根据健康保障体系的脆弱性程度而进行的判断。因此，脆弱性分析框架，是农村老年人主观健康风险的合理分析框架。

一　农村老年人主观健康风险的分析框架

提升人民的安全感，是党的十九大提出的重要目标。而疾病风险的客观存在，又时刻威胁着农村老年人的健康安全。医疗保险是分散农村老年人疾病风险、保障农村老年人健康安全的重要制度工具。科学全面评价农村医疗保险制度的建设效果，对于进一步完善农村医疗保险制度、提高农村老年人的健康安全感具有重要的现实意义。而科学全面评价农村医疗保险制度的建设效果，首先需要明确农村医疗保险制度的建

---

① Roumasset, J. A. , *Rice and Risk: Decision Making Among Low Income Farmers*, Amsterdam North Holland Publishing Co. , 1976, pp. 110 – 112.

② Popkin, Samuel. , *The Rational Peasant: The Political Economy of Rural Society in Vietnam*, Berkeley: University of California Press, 1979, pp. 38 – 42.

③ Llis, F. , *Peasant Economics*, Cambridge University Press, 1988, p. 96.

设目标是什么。

医疗保险建设的根本目标，不能也不应该仅仅理解成为患者补偿疾病经济损失，尽管这是医疗保险价值的重要表现。但补偿参保人的疾病经济损失，只是医疗保险的过程性目标，而非终极目标。那么，什么是医疗保险的终极目标呢？回答这一问题，需要回到医疗保险作为保险的本质。保险的本质是风险转嫁工具，但风险是不确定的，参保人并不知道疾病风险是否发生以及发生之后是否能够有效转嫁。因此，医疗保险的终极目标，应该是为参保人提供稳定的疾病风险安全保障预期。[①] 疾病风险担心度，恰恰是检验医疗保险是否为参保人提供稳定安全预期的集中表现，综合反映了医疗保险制度的建设效果。

作为理性人，农村老年人的疾病风险担心度，一定与其拥有的健康保障体系和风险有关。风险与保障的博弈模型，实质就是脆弱性分析框架。脆弱性概念起源于对自然灾害问题的研究，1974 年学者怀特（G. F. White）在其专著 *Natural Hazards：Local，National，Global* 一书中首次提出了"脆弱性"概念。[②] 在地学研究领域，Timmerman P. 于 1981年第一次使用了脆弱性概念。[③] 在经济学研究领域，Hyman P Minsky 在1982 年系统提出了"金融脆弱性假说"，认为金融脆弱性是由金融业高负债经营的行业特点所决定的。[④] 脆弱性概念已经被广泛应用于自然科学、地理科学、社会科学，甚至生命科学等多种科学领域和研究方面。

由于脆弱性的多维特性，如何理解脆弱性是一个尚未达成共识的概

---

① 于长永：《传统保障、医疗保险与农村老年人的疾病风险担心度》，《中国人口科学》2018 年第 4 期。

② G. F. White, *Natural Hazards：Local，National，Global*, Oxford：Oxford University Press，1974.

③ Timmerman P. , *Vulnerability，Resilience and the Collapse of Society：A Review of Models and Possible Climatic Applications. Toronto*，Canada：Institute for Environmental Studies，University of Toronto，1981.

④ Hyman P. Minsky, *The Financial Fragility Hypothesis：Capitalist Process and the Behavior of the Economy in Financial Crises*，Edited by Cambridge University Press，1982.

念。回顾已有的国内外研究文献，脆弱性概念的界定出现了多种不同的观点，主要有以下五种界定[①]：其一，脆弱性是暴露于不利影响或遭受损害的可能性；其二，脆弱性是遭受不利影响损害或威胁的程度；其三，脆弱性是承受不利影响的能力；其四，脆弱性是一种概念的集合（包括：风险、敏感性、适应性和恢复力等）；其五，脆弱性是由于系统对扰动的敏感性和缺乏抵抗力而造成的系统结构和功能容易发生改变的一种属性。

从以上五种界定来看，第一种界定与风险类似；第二种界定强调了系统面对扰动的结果；第三种界定强调了系统地应对风险冲击的能力和抵抗力，而应对能力和抵抗力是脆弱性的表征，并不是脆弱性的本质；第四种界定也是强调了脆弱性的表征，没有解释脆弱性的本质；第五种界定是从系统的内部结构和功能角度来分析脆弱性，这一概念界定较为准确地表达了脆弱性的内涵，但也存在一定的缺陷。因此，本书认为，有必要在已有研究的基础上，对脆弱性概念进行更进一步分析。

从字面上来看，脆弱性（Vulnerability）由两个核心字构成，即"脆"和"弱"，脆即易碎，弱是指抵抗力差。所谓脆弱性是指由个体、组织、系统的内部结构和特征（包括系统构成组件、内部结构甚至时间因素等）决定的，由于对内外风险扰动的敏感性高、抵抗能力差和弹性小而容易在内外风险冲击中失去其系统原有结构、状态、存在形式及其功能的一种属性和不稳定状态。这种属性或状态是由其内部特征决定的、是与"生"俱来的一种系统特征或特质，内外部风险的扰动或人类的行为对系统脆弱性程度具有放大或缩小作用，并且是影响系统脆弱性属性显性化的直接原因，但不是决定因素。[②]

---

① 李鹤、张平宇、程叶青：《脆弱性的概念及其评价方法》，《地理科学进展》2008年第2期。

② 于长永：《脆弱性概念、分析框架与农村老年人养老脆弱性分析》，《农村经济》2011年第8期。

脆弱性不是一个"显性"的特征，而是"隐藏"于其载体之内，其显性化是风险与暴露的函数。脆弱性是一个相对的概念，即脆弱性的判断有一个现实或潜在的参照项。敏感性高、抵抗能力差和恢复能力低是脆弱性的显著表征。脆弱性是一个动态的概念，其动态性表现在系统脆弱性程度会随着系统内部结构和特征的改变而变化，具体来说就是指脆弱性物体可以通过其自身或人为因素改变其内部结构和其对风险的暴露，而改变其脆弱性程度和增加其抵抗力，最终使得脆弱性事物表现出较低脆弱性的特征，增加系统的稳定性。

一个系统在这一时刻的脆弱性较低，但在另一个时刻，由于其内部结构和特征的变化，脆弱性可能更高。"脆弱性人人都有，甚至薪俸优厚的公务员也很脆弱，他们也会失去工作并陷入贫困之中"[1]，这是脆弱性动态性特点的重要佐证。正是脆弱性的动态性，才使得脆弱性研究具有了理论意义和实践价值。从脆弱性角度，分析系统脆弱性的构成要素及其脆弱性显性化的影响因素，通过改变系统的内部支撑能力、外部保障能力和风险环境，来降低系统的脆弱性，增强系统的稳定性，进而减少社会的不稳定因素，促进社会经济的可持续健康发展，正是脆弱性分析框架的实践价值。

脆弱性分析框架能够用于农村老年人健康风险的分析，首先基于一个前提假设，即农村老年人是理性的，而且大量的经验研究证明农村老年人是理性的（Schultz，1964[2]；Popkin[3]，1979）。在面临的疾病风险一定的情况下，农村老年人是否面临健康风险以及面临的健康风险的严重程度，主要由他们所拥有的健康保障体系脆弱性程度决定。他们拥有

①　世界银行：《2000—2001 年世界发展报告：与贫困作斗争》，中国财政经济出版社 2001 年版，第 140 页。

②　Schultz, Theodore W. , *Transforming Traditional Agriculture*, New Haven, Conn. Yale University Press, 1964.

③　Popkin, Samuel, *The Rational Peasant: The Political Economy of Rural Society in Vietnam*, Berkeley: University of California Press, 1979.

的健康保障体系越完善、保障能力越强，农村老年人的健康风险就越小，反之，农村老年人的健康风险就越大，脆弱性视角下农村老年人健康风险的分析框架，农村老年人疾病风险担心度的发生机理，如图6－1所示。

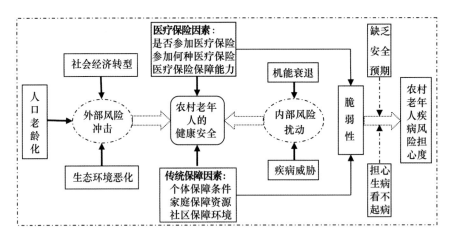

图6－1　脆弱性与农村老年人疾病风险担心度的逻辑关系

农村老年人的健康安全，受到两种风险的冲击和双重保障的保护。两种风险：一是由社会经济转型、人口老龄化和生态环境恶化导致的外部风险；二是由老年人身体机能衰退和疾病威胁导致的内部风险。双重保障：一是由个体保障条件、家庭保障资源和社区保障环境构成的传统保障体系；二是由医疗保险的覆盖面、种类和保障能力构成的医疗保险体系。在外部风险冲击和内部风险扰动一定的情况下，农村老年人的疾病风险担心度，取决于由医疗保险和传统保障构成的安全网的脆弱性程度。安全网脆弱性程度越高，农村老年人就越担心生病看不起病，他们的疾病风险担心度就越高，反之，则越低。

二　个体保障条件对农村老年人主观健康风险的影响

个体保障条件，主要体现在性别、年龄、教育年限、健康状况和婚姻状况。农村老年人的疾病风险担心度，首先取决于个体健康状况，McCoy et al.（1996）指出，健康状况正向影响安全感。[1] 女性是农村的脆弱群体，经济安全状况较差（Stiles et al. [2]，2003），疾病风险担心度可能更高；年龄越大，健康状况往往较差，面临的疾病风险较大，疾病风险担心度可能更高；教育年限是人力资本的重要构成要件，教育年限越长，人力资本越高，他们的疾病风险担心度可能越低。Hale C.（1996）指出，不完整的婚姻，对老年人安全感有负向作用。[3]

因此，提出假设 1：女性、年龄越大、健康状况越差、教育年限越短和非在婚（离异、丧偶和未婚）的农村老年人，疾病风险担心度越高，反之，则越低。

三　家庭保障资源对农村老年人主观健康风险的影响

家庭保障资源，主要体现在儿子数量、女儿数量、家庭收入和家庭存款等方面。[4] 子女数量越多，老年人的安全感越高（De Donder L. [5]，2012），疾病风险担心度可能越低；Aeierno R. et al.（2004）认为，缺乏经济收入会对老年人的安全感产生消极影响。[6] 因此，家庭收入和家庭存款越多，农村老年人的疾病风险担心度可能越低。

因此，提出假设 2：儿子数量和女儿数量越多、家庭收入和家庭存

① McCoy H. et al. ， "Lifestyles of the Old and Not SO Fearful: Life Situations and Older Persons' Fear of Crime"。 *Journal of Criminal Justice*，Vol. 24，No. 3，March 1996，pp. 191 – 205.

② Stiles B. L. ，Halim S. ，Kaplan H. B. ， "Fear of Crime Among Individuals with Physical Limitations"， *Criminal Justice Review*，Vol. 28，No. 2，February 2003，pp. 232 – 253.

③ Hale C. ， "Fear of Crime: A Review of the Literature"，*International Review of Victimology*，Vol. 4，No. 2，February 1996，pp. 79 – 150.

④ 土地和住房也是农村老年人的重要家庭保障资源，但它们很难像城市中的土地和房屋那样易于变现。

⑤ De Donder L. ， "Individual Risk Factors of Feelings of Unsafety in Later Life"，*European Journal of Ageing*，Vol. 9，No. 3，March 2012，pp. 233 – 242.

⑥ Aeierno R. ，Rheingold A. ，Resnick H. et al. ， "Predictors of Fear of Crime in Older A-dults"，*Journal of Anxiety Disorders*，Vol. 18，No. 3，March 2004，pp. 385 – 396.

款越多的农村老年人，他们的疾病风险担心度越低，反之，则越高。

四 社区保障环境对农村老年人主观健康风险的影响

社区保障环境，主要体现在所在社区、地理环境、村经济情况和交通便利性四个方面。东部地区由于社会经济发展水平较高，处在东部地区的农村老年人，往往收入比较高，社区服务发展水平也较高，因此，他们的疾病风险担心度可能较低；相对于山区、丘陵、盆地等地理环境中的老年人而言，生活在平原地区的农村老年人，他们可能拥有更高水平的保障条件，因此，平原地区农村老年人的疾病风险担心度可能较低；社区经济情况越好，农村老年人能够在社区得到的福利可能越多，他们的疾病风险担心度可能越低；交通便利性越好，不仅意味着农村老年人外出就医更方便，也可能意味着他们拥有更多的收入机会，他们的疾病风险担心度可能越低。

因此，提出假设3：东部地区、平原地区、社区经济情况越好、交通便利性越好的农村老年人，他们的疾病风险担心度越低，反之，则越高。

五 医疗保险制度对农村老年人主观健康风险的影响

医疗保险制度对农村老年人主观健康风险的影响，包括三个方面：一是是否参加医疗保险制度对农村老年人主观健康风险的影响；二是参加医疗保险制度的类型对农村老年人主观健康风险的影响；三是医疗保险的综合保障能力对农村老年人主观健康风险的影响。由于前文分析已经表明，截至2016年，农村老年人参加农村医疗保险的比例已经非常高，稳定在95%以上，而且是否参加农村医疗保险制度对农村老年人客观健康风险没有显著影响，本部分在分析医疗保险制度对农村老年人主观健康风险时也没有发现这一影响。因此，本部分不再分析是否参加医疗保险制度对农村老年人主观健康风险的影响。同时，由于2016年城镇居民医疗保险制度与新型农村合作医疗制度的整合刚刚开始，农村老年人参加医疗保险制度的类型非常单一，因此，本部分也不分析参加医疗保险制度的类型对农村老年人主观健康风险的影响。

本部分分析医疗保险制度对农村老年人主观健康风险的影响，关键是指医疗保险制度的综合保障能力对农村老年人主观健康风险的影响。医疗保险制度的保障能力，并不仅仅体现在补偿比例高低。医疗保险制度对提高农村老年人看病积极性、改善农村老年人医疗条件、提高农村老年人健康意识的积极作用，同样是医疗保险制度综合保障能力的反映、能够起到缓解农村老年人"看病难，看病贵"的效果。因此，本部分是按照前文提出的医疗保险制度的综合保障能力的测量方法，按照"目标—过程—结果"三个方面遴选 13 个测量指标，采用因子分析分离出反映医疗保险保障能力的三个公因子，即医疗保险政策目标实现度、补偿机制合理性和就医问题缓解度，通过加权求和，测算农村医疗保险的综合保障能力。

医疗保险的政策目标实现度越高、补偿机制越合理和就医问题缓解度越高，则反映出医疗保险制度的建设效果越好，医疗保险制度的综合保障能力越强，农村老年人健康安全网的脆弱性越低，他们的疾病风险担心度将可能越低，他们面临的主观健康风险越小。

因此，提出假设 4：医疗保险的综合保障能力越强、政策目标实现度越高、补偿机制越合理和就医问题缓解度越高，农村老年人的疾病风险担心度越低，反之，则越高。

第三节　医疗保险影响农村老年人主观健康风险的实证检验

由于本书把因变量即农村老年人的主观健康风险，操作化为"在拥有医疗保险的情况下，您还担心生病看不起病吗？"答案设计为：1 =

非常担心；2 = 比较担心；3 = 一般担心；4 = 不太担心；5 = 完全不担心。变量类型为多分类有序因变量，适合用 Ordinal Logistics 回归模型。

一 农村老年人主观健康风险影响因素的模型估计结果

为了避免变量之间可能存在的多重共线性，同时也为了检验模型估计结果的稳健性，本书采用逐步回归方法对数据进行处理。首先，从模型 1 至模型 3，分析不同层面的传统保障因素对农村老年人疾病风险担心度的影响；其次，从模型 4 至模型 7，在控制传统保障因素的基础上，依次分析医疗保险综合保障能力、政策目标实现度、补偿机制合理性和就医问题缓解度对农村老年人疾病风险担心度的影响；最后，模型 8 把政策目标实现度、补偿机制合理性和就医问题缓解度三个指标，同时纳入回归模型，进一步检验估计结果的稳定性。模型估计结果见表 6 - 8。

从表 5 - 8 估计结果看，8 个模型均通过了显著性检验。从模型 1 至模型 8，分别解释因变量变异的 4.9%、13.1%、20.1%、25.2%、20.9%、25.8%、20.5% 和 26.7%。这表明，不同层面的传统保障和医疗保险因素，对农村老年人疾病风险担心度有不同程度的显著影响。

二 个体保障因素对农村老年人主观健康风险的具体影响

健康状况每下降一个水平，农村老年人较高程度担心疾病风险的概率发生比将增加 18.2%，这与假设 1 相符。已婚农村老年人较低程度担心疾病风险的概率发生比，是非在婚（离婚、丧偶、未婚）老年人这一概率发生比的 1.34 倍，这与假设 1 相符。年龄越大，农村老年人的疾病风险担心度越低，这与假设 1 不符。可能的解释是：风险的本质是不确定性，不确定性越大风险就越大，年龄越大疾病风险的不确定性反而越小，因此，年龄越大越不担心。性别与教育年限对农村老年人疾病风险担心度的影响，缺乏统计学意义。

表6-8　农村老年人主观健康风险影响因素的 Ordinal Logistic 回归结果

变量类型	变量名称	模型1 ±Exp(β)	模型2 ±Exp(β)	模型3 ±Exp(β)	模型4 ±Exp(β)	模型5 ±Exp(β)	模型6 ±Exp(β)	模型7 ±Exp(β)	模型8 ±Exp(β)
阈值	非常担心	-0.285**	-0.054***	-0.213**	-0.149**	-0.138**	-0.391	-0.198**	-0.270*
	比较担心	2.000	-0.405	1.717	1.269	1.107	3.380	1.595	2.357
	一般担心	4.119**	-0.868	3.836*	2.925***	2.490	7.873***	3.580***	5.510***
	不太担心	73.726***	17.028***	83.430***	72.046***	54.977***	189.804***	78.299***	137.372***
个体保障条件	性别	-0.993	1.037	1.171	1.103	1.174	1.107	1.164	1.089
	年龄	1.021**	1.034***	1.021**	1.013	1.018*	1.022**	1.020**	1.018*
	教育年限	-0.975	-0.965	-0.968	-0.975	-0.964	-0.982	-0.967	-0.982
	健康状况	-0.727***	-0.776***	-0.846***	-0.872***	-0.844***	-0.861***	-0.851**	-0.872**
	婚姻状况	1.484***	1.408**	1.344**	1.320**	1.315***	1.328***	1.357***	1.324***
家庭保障资源	儿子数量		-0.980	1.010	1.022	1.009	1.012	1.004	1.021
	女儿数量		-0.819***	-0.854***	-0.883**	-0.861**	-0.884**	-0.847***	-0.891**
	家庭收入		-0.489***	-0.439***	-0.470***	-0.449***	-0.437***	-0.446***	-0.455***
	家庭存款		-0.963	-0.956	-0.970	-0.950	1.001	-0.947	-0.996
社区保障环境	所在地区			2.175***	2.013***	2.095***	2.249***	2.137***	2.132***
	地理环境			1.479***	1.564***	1.431***	1.703***	1.531***	1.678***
	村经济情况			1.585***	1.507***	1.487***	1.753***	1.564***	1.653***
	交通便利性			1.221***	1.247***	1.223***	1.244***	1.223***	1.251***

151

续表

变量类型	变量名称	模型 1 (±Exp(β))	模型 2 (±Exp(β))	模型 3 (±Exp(β))	模型 4 (±Exp(β))	模型 5 (±Exp(β))	模型 6 (±Exp(β))	模型 7 (±Exp(β))	模型 8 (±Exp(β))
医疗保障能力	综合保障能力				2.291***				
	政策目标实现度					1.193***			1.195***
	补偿机制合理性						1.652***		1.650***
	就医问题缓解度							1.129**	1.133***
模型拟合效果	对数似然值	2715.321	2892.276	2766.664	2695.092	2749.859	2687.526	2753.982	2675.435
	显著性水平	0.000	0.000	0.000	0.000	0.000	0.000	0.000	0.000
	伪决定系数	0.046	0.123	0.189	0.237	0.196	0.242	0.193	0.251
	调整后系数	0.049	0.131	0.201	0.252	0.209	0.258	0.205	0.267
	样本量（N）	1121	1085	1064	1060	1060	1060	1060	1060

注：***、**和*分别表示变量在1%、5%和10%的统计水平上显著。

三　家庭保障因素对农村老年人主观健康风险的具体影响

家庭收入每下降一个水平，农村老年人较高程度担心疾病风险的概率发生比将增加 1.28 倍。这与假设 2 相符。女儿数量越多，农村老年人的疾病风险担心度越高。这与假设 2 不符。可能的解释是：嫁出去的女儿可能并不承担实际的养老责任（Greenhalgh，1985；Whyte，2003），但生育的女儿数量越多，可能意味着老年人的健康状况越差①，这与宋月萍、宋正亮（2016）的结论相符，即多子女不仅不会多福，还会降低老年女性的健康福利。儿子数量和家庭存款对农村老年人疾病风险担心度的影响，缺乏统计学意义。

四　社区保障环境对农村老年人主观健康风险的具体影响

东部地区农村老年人较低程度担心疾病风险的概率发生比，是中西部地区农村老年人这一概率发生比的 2.18 倍；平原地区农村老年人较低程度担心疾病风险的概率发生比，是其他地理环境地区农村老年人这一概率发生比的 1.49 倍，这与假设 3 相符。村经济情况、交通便利性下降一个水平，农村老年人较低程度担心疾病风险的概率发生比，将增加 58.5% 和 22.1%。这与假设 3 不符。可能的解释：一是村经济情况和交通便利较差的地区，往往是较为贫穷和落后的地区，生活在这里的老年人，很容易因贫困文化②的影响而导致风险意识较差；二是越是落后地区，农村老年人对当前存在的"过度医疗"了解越少。因此，他们的疾病风险担心度越低。

---

① 女儿数量与健康状况显著（sig. = 0.000）相关，相关系数为 0.132，表明女儿数量越多，健康状况越差。

② 关于贫困文化，美国人类学家奥斯卡·刘易斯和智利社会学家萨拉扎·班迪均有论述，它是一种社会、文化、心理等因素长期积淀形成的一种思维定式、价值取向、文化习俗和意识形态。

五　医疗保险因素对农村老年人主观健康风险的具体影响

医疗保险制度的综合保障能力每提高一个水平，农村老年人较低程度担心疾病风险的概率发生比将增加 1.29 倍；政策目标实现度提高一个水平，农村老年人较低程度担心疾病风险的概率发生比将增加 19.3%；补偿机制合理性提高一个水平，农村老年人较低程度担心疾病风险的概率发生比将增加 65.2%；就医问题缓解度提高一个水平，农村老年人较低程度担心疾病风险的概率发生比将增加 12.9%。这与假设 4 完全相符。从影响机制看，补偿机制合理性对农村老年人疾病风险担心度的影响最大，是医疗保险影响农村老年人疾病风险担心度的决定性因素。

第四节　农村老年人主观健康风险实证结果的稳健性检验

一　不同解释变量之间的共线性诊断

在多元回归分析中，当自变量较多时，变量之间的多重共线性也会影响模型的估计结果。检验变量之间共线性的方法，主要有四种：一是两两相关系数检验（Dale L. Goodhue, et al.[1], 2017）；二是方差膨胀因子（VIF）检验；三是条件指数（Condition Index）以及经验法则（Rules of Thumb）检验（Arturs Kalnins[2], 2018），不同指标的检验结果具有相似性。本书主要采用前两种方法进行检验。一般认为，两两相关系数的绝对值小于等于 0.3 和方差膨胀因子小于 10，说明变量之间不

---

[1]　Dale L. Goodhue, William Lewis & Ron Thompson, Multicollinearity and Measurement Error Statistical Blind Spot: Correcting for Excessive False Positives in Regression and PLS. Mis Quarterly, Vol. 41, No. 3, March 2017, pp. 667 – 684.

[2]　Arturs Kalnins (2018), "Multicollinearity: How Common Factors Cause Type 1 Errors in Multivariate Regression", *Strategic Management Journal*, https: //onlinelibrary. wiley. com/doi/pdf/ 10. 1002/smj. 2783.

存在多重共线性。共线性诊断结果见表6－9。

从表6－9检验结果看，包括因变量在内的18个变量之间，两两相关系数较大的是X14、X15和X16与X17之间的相关系数，分别为0.665、0.598和0.447，但是X17与X14至X16并没有同时出现在一个模型中。其余变量之间的相关系数最大为0.36左右（X11、X12与X13），表明存在一定的弱相关，其他相关系数均在0.3以下。但从方差膨胀因子（VIF值）来看，VIF值远远小于10，说明变量之间并不存在明显的多重共线性。

二　模型可能存在的内生性问题检验

在回归分析中，遗漏重要变量、反向因果等，是造成模型内生性的重要原因。在本书中，因变量和自变量之间的反向因果关系并不明显，即农村老年人是因为他们拥有的保障水平低，所以才担心疾病风险，而不是因为他们担心疾病风险，所以才造成他们拥有的保障水平较低。解决内生性问题的重要方法有多种，如共线性诊断、变量变换、分析方法变换、加入新的控制变量以及采用工具变量等，其中，工具变量法是最重要的方法之一。但是，现实中合适的工具变量往往很难找。因此，本书通过逐步回归和加入新的控制变量的方法，来进一步检验模型估计结果的稳健性。

在中国，不同地区社会经济发展水平以及文化环境明显不同，这些差异很可能导致农村老年人疾病风险担心度的差异。不仅如此，不同民族的农村老年人，由于受到不同的国家宏观政策的影响，如计划生育政策、西部大开发政策以及少数民族骨干计划等，也会导致他们所拥有的保障资源的差异，这些差异可能会带来农村老年人疾病风险担心度的差异。因此，为了检验模型估计结果的稳定性，本书把民族和所在省份两个控制变量纳入回归模型。模型估计结果见表6－10。

从表6－10检验结果来看，纳入民族和省份两个新的控制变量后的

表6-9 变量之间的共线性诊断结果

	Y	X1	X2	X3	X4	X5	X6	X7	X8	X9	X10	X11	X12	X13	X14	X15	X16	X17	VIF
Y	1	.023	-.001	-.019	-.190	.091	.025	-.125	-.272	.110	.258	.089	.083	.058	.176	.213	.117	.297	
X1	.023	1	-.030	.279	-.126	.118	-.034	-.106	.021	.093	-.083	-.014	.025	-.075	.005	.056	.024	.047	1.168
X2	-.001	-.030	1	-.203	.261	-.315	.272	.223	.077	-.125	-.014	.042	.066	.108	.080	-.026	.023	.048	1.416
X3	-.019	.279	-.203	1	-.142	.160	-.031	-.045	-.103	.150	-.025	-.035	-.040	-.079	.006	-.068	.015	-.030	1.187
X4	-.190	-.126	.261	-.142	1	-.158	.095	.132	.194	-.150	-.232	-.076	.042	.082	-.063	-.046	-.106	-.116	1.234
X5	.091	.118	-.315	.160	-.158	1	-.047	-.089	-.075	.088	.035	-.053	.009	-.030	.044	.029	-.024	.036	1.149
X6	.025	-.034	.272	-.031	.095	-.047	1	-.080	-.065	-.097	-.026	.014	-.004	-.078	.010	-.048	.023	-.011	1.165
X7	-.125	-.106	.223	-.045	.132	-.089	-.080	1	.025	-.075	-.058	-.004	-.035	-.024	-.055	-.083	.028	-.074	1.125
X8	-.272	.021	.077	-.103	.194	-.075	-.065	.025	1	-.391	-.089	-.080	.182	.176	-.080	-.010	-.111	-.109	1.293
X9	.110	.093	-.125	.150	-.150	.088	-.097	-.075	-.391	1	.128	.108	-.151	-.099	.027	-.075	.116	.025	1.272
X10	.258	-.083	-.014	-.025	-.232	.035	-.026	-.058	-.089	.128	1	.232	-.067	.008	.138	.033	.092	.153	1.173
X11	.089	-.014	.042	-.035	-.076	-.053	.014	-.004	-.080	.108	.232	1	-.176	-.369	.122	-.066	-.056	.017	1.309
X12	.083	.025	.066	-.040	.042	.009	-.004	-.035	.182	-.151	-.067	-.176	1	.361	.148	-.086	.015	.054	1.259
X13	.058	-.075	.108	-.079	.082	-.030	-.078	-.024	.176	-.099	.008	-.369	.361	1	.020	-.025	.045	.018	1.407
X14	.176	.005	.080	.006	-.063	.044	.010	-.055	-.080	.027	.138	.122	.148	.020	1	.000	.000	.665	2.027
X15	.213	.056	-.026	-.068	-.046	.029	-.048	-.083	-.010	-.075	.033	-.066	-.086	-.025	.000	1	.000	.598	1.526
X16	.117	.024	.023	.015	-.106	-.024	.023	.028	-.111	.116	.092	-.056	.015	.045	.000	.000	1	.447	2.560
X17	.297	.047	.048	-.030	-.116	.036	-.011	-.074	-.109	.025	.153	.017	.054	.018	.665	.598	.447	1	1.168

表6-10　加入新的控制变量后的模型估计稳健性检验结果

变量类型	变量名称	模型9 β	模型10 β	模型11 β	模型12 β	模型13 β	模型14 β	模型15 β	模型16 β
阈值	非常担心	-1.653*	-3.743***	-1.067	-2.196**	-1.639	-1.462	-1.204	-2.028*
	比较担心	0.373	-1.655*	1.090	0.021	0.525	0.757	0.952	0.208
	一般担心	1.135	-0.853	1.939*	0.907	1.383	1.649	1.805	1.108
	不太担心	4.100***	2.214**	5.098***	4.209***	4.565***	4.931***	4.970***	4.426***
个体保障条件	性别	-0.044	0.013	0.138	0.068	0.146	0.064	0.125	0.054
	年龄	0.023**	0.037***	0.025**	0.018**	0.021**	0.026**	0.024**	0.021**
	教育年限	-0.007	-0.017	-0.013	-0.009	-0.019	0.000	-0.014	-0.002
	健康状况	-0.311***	-0.249***	-0.197***	-0.160**	-0.192***	-0.185***	-0.193***	-0.166***
	婚姻状况	0.429**	0.376**	0.345**	0.340**	0.331**	0.315***	0.349***	0.324***
家庭保障资源	儿子数量		-0.013	0.041	0.041	0.030	0.046	0.034	0.046
	女儿数量		-0.192**	-0.142**	-0.118**	-0.136**	-0.111**	-0.151**	-0.105**
	家庭收入		-0.716***	-0.836***	-0.774***	-0.815***	-0.841***	-0.822***	-0.802***
	家庭存款		-0.045	-0.024	-0.003	-0.025	0.016	-0.030	0.016
社区保障环境	所在地区			0.674***	0.494***	0.562***	0.666	0.675***	0.543***
	地理环境			0.136	0.200	0.079	0.294**	0.169	0.258**
	村经济情况			0.569***	0.515***	0.517***	0.614***	0.550***	0.564***
	交通便利性			0.302***	0.310***	0.307***	0.302***	0.301***	0.308***

157

续表

变量类型	变量名称	模型 9 β	模型 10 β	模型 11 β	模型 12 β	模型 13 β	模型 14 β	模型 15 β	模型 16 β
医疗保险保障能力	综合保障能力				0.919***				
	政策目标实现度					0.246***			0.250***
	补偿机制合理性						0.526***		0.526***
	就医问题缓解度							0.117**	0.116**
控制变量	汉族	0.226	0.257	0.853**	0.797**	0.974**	0.582**	0.824**	0.672**
	山东省	-0.869	-1.347**	-0.948	-1.694**	-1.160*	-1.530**	-0.984	-1.793**
	福建省	-1.437**	-1.781**	-1.816**	-2.385**	-2.015**	-2.226**	-1.822**	-2.448***
	广西壮族自治区	0.101	-0.392	0.034	-0.600	-0.291	-0.195	0.020	-0.545
	江苏省	0.179	-0.164	-0.294	-0.605	-0.326	-0.625	-0.335	-0.692
	湖北省	-0.752	-1.328*	-1.008	-1.717**	-1.261**	-1.432**	-1.062*	-1.731**
	河南省	-0.732	-1.187**	-0.973	-1.728**	-1.291**	-1.440**	-0.974	-1.777**
	山西省	-1.974**	-2.075**	-1.781***	-2.369**	-2.032**	-2.249**	-1.742**	-2.481**
	安徽省	-0.421	-0.907	-0.293	-1.418*	-0.659	-1.272*	-0.298	-1.645**
	贵州省	-0.996	-1.367**	-1.344**	-2.057**	-1.598**	-1.731**	-1.441**	-2.031**
	甘肃省	-2.067**	-2.511**	-1.971**	-2.683***	-2.264**	-2.421**	-1.966**	-2.734**
	四川省	-0.752	-1.274**	-0.976	-1.806**	-1.269*	-1.502**	-1.036	-1.838**

续表

变量类型	变量名称	模型 9 β	模型 10 β	模型 11 β	模型 12 β	模型 13 β	模型 14 β	模型 15 β	模型 16 β
模型拟合效果	对数似然值	2911.516	2800.048	2675.707	2597.573	2653.395	2598.155	2663.925	2580.691
	显著性水平	0.000	0.000	0.000	0.000	0.000	0.000	0.000	0.000
	伪决定系数	0.109	0.179	0.238	0.288	0.249	0.287	0.241	0.299
	调整后系数	0.116	0.191	0.253	0.306	0.264	0.305	0.256	0.318
	样本量（N）	1110	1074	1053	1049	1049	1049	1049	1049

注：***、** 和 * 分别表示变量在1%、5%和10%的统计水平上显著。省份参照项为编号最大的山西省。

8 个逐步回归结果表明，主要解释变量对农村老年人疾病风险担心度的影响，仍然表现出稳定的显著性。模型 9 至模型 16 中的主要解释变量对因变量的影响方向、显著性水平，与模型 1 至模型 8 中主要解释变量对因变量的影响方向与显著性水平，几乎完全一致。只有地理环境这一个变量的显著性水平，因加入新的控制变量有所降低之外（影响方向并未发生改变），其他解释变量均表现出稳定的显著性。因此，综合表 6 - 10 中模型 9 至模型 16 的内生性检验、前文的效度检验和信度检验以及表 6 - 9 的共线性诊断结果，可以推断本书的估计结果是稳定可信的。

第七章 研究结论与政策建议

第一节 研究结论

一 农村医疗保险制度综合保障能力较低

农村医疗保险制度的综合保障能力，是评价农村医疗保险制度建设效果的关键指标。尽管农村医疗保险制度从 2003 年开始试点到 2016 年已经走过了近 14 年时间，农村医疗保险制度的筹资水平也从 2003 年的每人每年 10 元增加到 2016 年的 150 元。[①] 14 年时间，农村医疗保险制度的筹资水平增长了 15 倍，年均增长幅度超过了 21%，但是农村医疗保险制度的报销比例并没有表现出大幅度增加，这就决定了农村医疗保险制度的综合保障能力是有限的。

采用三个维度 13 个指标构成的测量农村医疗保险制度综合保障能力的指标体系，测量研究结果表明，农村医疗保险制度的综合保障能力还比较低。按照 100 分制的计算方法，农村医疗保险制度的综合保障能力得分平均只有 64.62 分，即仅仅达到及格水平，而且绝大部分得分（众数）只有 63.4 分，也属于及格水平。

农村医疗保险制度的综合保障能力，在不同地区和不同农村老年人

---

① 《国家卫生计生委、财政部署 2016 年新农合工作》（http://finance.china.com.cn/roll/20160506/3710983.shtml）。

之间的保障能力是不同的。对于部分农村老年人而言，农村医疗保险制度的综合保障能力已经相当高，综合保障能力得分高达96.6分，但是对于部分农村老年人而言，农村医疗保险制度的综合保障能力得分却非常低，综合保障能力得分只有32.0分。党的十九大报告提出，我国社会主要矛盾已经转化为人民日益增长的美好生活需要和不平衡不充分的发展之间的矛盾，我们把社会主要矛盾的转变趋势引申到医疗保障领域，即人民日益增长的医疗需要与不平衡不充分的医疗保障发展之间的矛盾，新型农村医疗保险制度综合保障能力的个体差异，是新时期医疗保障领域主要矛盾的具体体现，是一个值得高度关注和重视的现实问题。

二 农村老年人的客观健康风险明显偏高

采用家庭灾难性卫生支出发生率来反映农村老年人面临的客观健康风险。研究结果表明，农村老年人家庭灾难性卫生支出发生率较高，明显高于其他群体的家庭灾难性卫生支出发生率。根据世界银行给出的家庭灾难性卫生支出发生的判断标准，即家庭医疗卫生保健支出占家庭非食品支出的40%，测算得出中国农村老年人医疗卫生保健支出占家庭非食品支出的比例平均为36.83%，中位数比例为25.0%。这一统计结果，与丁继红、游丽（2019）的研究结果比较接近，即在整体老年人中，农村老年人自付医疗费支出占整个家庭非食品支出的比例平均为35.4%。[①]

农村老年人家庭灾难性卫生支出发生率在不同社区经济发展环境下，呈现出明显的差异。在非常富裕的地区，农村老年人家庭灾难性卫生支出发生率竟然明显高于社区经济环境较差的地区，社会经济非常富裕的地区农村老年人家庭灾难性卫生支出发生率竟然高达66.7%，相反，社区经济非常贫穷的地区农村老年人家庭灾难性卫生支出发生率却

---

① 丁继红、游丽：《基本医疗保险对老年人灾难性卫生支出的影响研究》，《保险研究》2019年第2期。

只有 4.5%。这是一个非常值得思考的重要问题。

三　医疗保险对降低农村老年人客观健康风险的作用有限

按照世界银行提出的医疗卫生保健支出占非食品支出的比例达到 40% 以上即为衡量家庭灾难性卫生支出发生的判断标准，那么，当医疗保险报销之后农村老年人家庭灾难性卫生支出的发生率为 35.5%，比没有农村医疗保险报销之前降低了 1.3%。按照一些学者向下拓展的家庭灾难性卫生支出的判断标准，即医疗卫生保健支出占家庭非食品支出的比例达到 30% 以上，那么，农村医疗保险报销之后，农村老年人家庭灾难性卫生支出的发生率为 41.5%，比农村医疗保险报销之前农村老年人家庭灾难性卫生支出发生率下降了 3.9%。按照一些学者向上拓展家庭灾难性卫生支出发生的判断标准，即医疗卫生保健支出占家庭非食品支出的 50%，根据这一衡量标准，农村医疗保险报销之后，农村老年人家庭灾难性卫生支出发生率为 30.7%。这比医疗保险补偿前农村老年人家庭灾难性卫生支出发生率下降了 1.3%。

上述实证检验结果，与宫习飞等（2009）的研究结果极为相近，即山东省 2006 年和 2008 年农村医疗保险补偿前后家庭灾难性卫生支出发生率分别下降了 1.34% 和 1.28%。[①] 可以断言：农村医疗保险对降低农村老年人家庭灾难性卫生支出发生率有一定的作用，但是，医疗保险对降低农村老年人家庭灾难性卫生支出发生率的作用比较有限。

四　医疗保险对降低农村老年人主观健康风险的作用有限

为广大农民提供疾病风险的安全保障预期，是农村医疗保险制度发展的根本使命和终极目标。在人口老龄化加速发展和城乡老龄化倒置的

---

① 宫习飞等：《新型农村合作医疗对灾难性卫生支出的影响研究》，《卫生经济研究》2009 年第 9 期。

背景下，农村老年人不仅是一个数量日益庞大的群体，而且是疾病风险多发、医疗服务利用更多的群体。农村老年人的疾病风险担心度，是农村医疗保险保障能力高低的集中体现，它反映了农村医疗保险制度建设的实际效果。实证分析结果表明，在拥有医疗保险的情况下，仍有接近65%的农村老年人担心生病看不起病，如果扣除传统保障因素的"贡献"，那么，担心生病看不起病的农村老年人可能更多。这表明医疗保险还没有为绝大多数农村老年人提供疾病风险的安全保障预期，医疗保险的保障能力有待进一步提高。因此，如何借城乡居民医疗保险制度整合之机，提高医疗保险制度的保障能力、降低农村老年人的疾病风险担心度，是摆在我们面前亟待解决的首要问题。

个体保障条件中的年龄、健康状况和婚姻状况，显著影响农村老年人的疾病风险担心度。健康状况越差，农村老年人的疾病风险担心度越高；年龄越大、已婚农村老年人的疾病风险担心度越低；家庭保障资源中的女儿数量和家庭收入，显著影响农村老年人的疾病风险担心度，家庭收入越低、女儿数量越多，农村老年人的疾病风险担心度越高；社区保障环境中的所在地区、地理环境、村经济情况和交通便利性，显著影响农村老年人的疾病风险担心度，东部地区、平原地区农村老年人的疾病风险担心度较低，村经济情况和交通便利性较差的地区，农村老年人的疾病风险担心度较低。医疗保险的综合保障能力、政策目标实现度、补偿机制合理性和就医问题缓解度，显著影响农村老年人的疾病风险担心度，政策目标实现度越高、补偿机制越合理、就医问题缓解度越高，农村老年人的疾病风险担心度越低，其中，起决定作用的是补偿机制合理性。

第二节　政策建议

一　正确认识医疗保险对健康风险的保障作用

充分的医疗保险对农村老年人健康风险的保障作用，这包括两个方面：一是必须明白医疗保险对健康风险的保障作用是非常有限的。已有研究表明，医疗保险对健康的作用，只占8%左右，本书中传统保障和医疗保险合计解释了农村老年人主观健康风险担心度变异的25%左右，也再次印证了这一点；二是医疗保险并不是孤立地保障农村老年人的健康风险。医疗保险制度对提高农村老年人健康意识和看病积极性以及改善医疗条件的积极作用，同样能够起到降低老年人疾病风险担心度的效果，甚至更好，因为对于疾病来说，"预防比治疗更重要"，准确评估医疗保险制度的建设效果，不可忽视这一点。

二　充分发挥传统保障与医疗保险的协同作用

不同层面的传统保障因素和医疗保险因素，对农村老年人健康风险不同程度的显著影响，充分表明：一是影响农村老年人疾病风险担心度的影响因素是非常复杂和多元的，既有传统保障因素，又有医疗保险因素。因此，降低农村老年人的健康风险，应该充分发挥传统保障与医疗保险的协同作用，二者相互补位，才能起到事半功倍的效果。二是提高传统保障因素对农村老年人健康风险的积极作用，应大力增进农村老年人的健康水平、提高农村老年人的收入水平以及鼓励丧偶的农村老年人再婚。当前正在大力推进的"健康中国"战略、多层次保障体系建设以及积极老龄化，对降低农村老年人健康风险将起到重要作用。

三　结构性调整农村医疗保险制度的报销比例

农村医疗保险制度的报销比例，是决定农村医疗保险制度综合保障能力的关键因素。当前农村医疗保险制度的报销比例设计，不仅没有达到当初如此设计报销比例预想的目标，还造成高发易发频发的欺诈骗保行为和过度医疗问题。这说明，农村医疗保险制度的报销比例设计并不合理，其中，最为典型的制度设计缺陷是报销比例的"单调递减"趋势，即医院级别越高，报销比例越低，相反，医院级别越低，报销比例越高，见图 7-1。报销比例的变动趋势，不仅仅局限于湖北省，全国其他省份都具有相似的特点，差别在于不同省份、不同地区，不同级别医院的报销比例高低有所不同，但这一变动趋势是一种共同的特点。

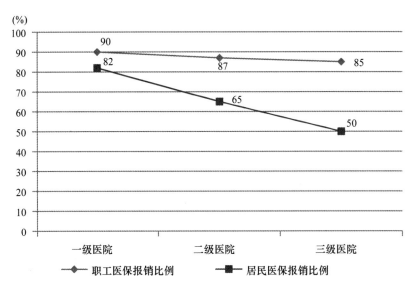

图 7-1 医疗保险制度（职工医保与居民医保）的报销比例

那么，医疗保险制度建立之初，为什么按照"单调递减"的趋势来设计医疗保险制度的报销比例呢？这是因为，大医院的医疗花费更多，大医院患者越多，医保基金支出就越多，医保基金的安全可持续就会受到更为严峻的挑战。因此，如何把患者留在基层，是确保医保基金安全可持续的关键问题。由于中国并没有实行基层强制首诊制度，因此，通过报销比例的设计，合理引导和激励患者留在基层就是其中的重要手段，这是医疗保险报销比例"单调递减"制度设计的初衷和目的。

那么，医疗保险制度"单调递减"的趋势，为什么没有达到当初预想的目标呢？这是因为在中国，医疗资源特别是优质医疗资源配置失衡，基层医疗机构缺乏高水平的医生等原因，报销比例"单调递减"

的制度设计，经过 20 年的实践探索，不仅没有起到把患者留在基层，反而因为报销比例过高，例如沈阳骗保案某涉案医院，报销比例高达97%，反而把医患双方道德风险推到最高境界，即医患双方合谋，导致高发易发频发的欺诈骗保行为，不仅造成有限医保基金的巨大浪费，也严重威胁着医保基金的安全可持续，更严重导致医疗保险的不公平问题，加剧医保领域中不平衡不充分的主要矛盾。

鉴于医疗保险制度设计的缺陷及其实践中存在的突出问题，本书建议：尽快改革当前不合理的医疗保险报销比例制度设计，即从"单调递减"向"凸峰改革"，见图 7-2，以农村居民医保为例，建议把乡镇医院（一级医疗机构）的报销比例，大幅度压缩到 50% 以下，适度提高县级医院（二级医院）和市级医院（三级医院）的报销比例，这样不仅有助于降低农村老年人的医疗费支出负担，还将大大降低基层医疗机构因报销比例过高而导致的医患双方合谋的道德风险问题，压缩医患合谋的牟利空间，保障医保基金的安全可持续。这是因为，农村老年人的就医机构选择，主要在于县级医院，而不在市级医院和乡镇医疗机构，例如于长永（2017）的研究结果表明，农民就医更倾向于选择大医院，无论是重大疾病，还是常见病均如此。①

报销比例的"凸峰改革"，并不会导致患者严重的"因病致贫，因病返贫"问题，因为全国绝大部分乡镇卫生院（一级医疗机构），只能解决患者的小病问题，而小病问题并不会产生过高的医疗费用，也不会导致患者沉重的医疗费负担，因此，大幅度降低乡镇卫生院的报销比例，并不会导致患者负担明显加重，相反，会大大减少基层医疗机构医患合谋而产生的欺诈骗保行为，也大大降低了监管的难度，节省了医保基金的监管力量。

---

① 于长永：《疾病类型、医疗保险与农民就医机构选择行为研究》，《农业技术经济》2017 年第 2 期。

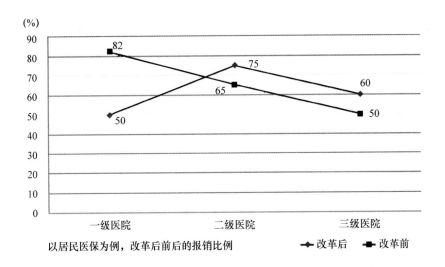

以居民医保为例，改革后前后的报销比例　　◆ 改革后　■ 改革前

图7-2　医疗保险制度报销比例改革策略

报销比例"凸峰改革"会带来两个利好：一是更加有利于降低农村老年人的医疗费支出负担，因为农村老年人主要就医地点在县级医院，而县级医院的报销比例得到了适度提高；二是医患合谋的牟利空间将大幅压缩，基层医疗机构的欺诈骗保行为将会大大减少，有限的医保监管力量，可以重点监控县级医院和市级医院，因为县级医院和市级医院的数量远远少于乡镇卫生院，医保监管部门对县级医院和市级医院的监管效能必将大大提升，这又将进一步提升医保基金监管的总体效果，进而实现医保基金安全、高效和可持续的发展目标。

参考文献

一 中文文献

《当代中国》丛书编辑部：《当代中国的卫生事业》（上），中国社会科学出版社 1986 年版。

《建立新型农村社会保障制度研究》课题组：《建立新型农村社会保障制度研究》，安徽大学出版社 2008 年版。

《吴仪副总理在 2005 年全国新型农村合作医疗试点工作会议上发表重要讲话》，《中国卫生事业管理》2005 年第 10 期。

《中国卫生改革开放 30 年》编辑委员会：《中国卫生改革开放 30 年》，人民卫生出版社 2008 年版。

贝克、邓正来、沈国麟：《风险社会与中国——与德国社会学家乌尔里希·贝克的对话》，《社会学研究》2010 年第 5 期。

蔡天新：《建国以来我国农村合作医疗制度的改革与发展》，《延边大学学报》（社会科学版）2009 年第 5 期。

曹普：《1978—2002：关于农村合作医疗存废的争论与实证性研究的兴起》，《中共云南省委党校学报》2010 年第 1 期。

曹普：《20 世纪 90 年代两次"重建"农村合作医疗的尝试与效果》，《党史研究与教学》2009 年第 4 期。

曹普：《改革开放前中国农村合作医疗制度》，《中共党史资料》2006 年第 3 期。

柴效武：《生命周期理论及其在售房养老模式中的运用》，《西安财经学院学报》2004 年第 4 期。

成德宁、潘昌健：《农村医疗服务可及性和质量对老年人健康不平等的影响——基于 CLHLS（2011—2014）数据的实证分析》，《广西社会科学》2020 年第 6 期。

程令国、张晔：《"农村医疗保险制度"：经济绩效还是健康绩效？》，《经济研究》2012 年第 1 期。

程令国、张晔、沈可：《教育如何影响了人们的健康？——来自中国老年人的证据》，《经济学》（季刊）2015 年第 1 期。

程名望等：《农村减贫：应该更关注教育还是健康？——基于收入增长和差距缩小双重视角的实证》，《经济研究》2014 年第 11 期。

丑牛：《"中国合作医疗之父"——覃祥官》，《文史博览》2006 年第 17 期。

褚福灵：《灾难性医疗风险家庭的认定》，《中国医疗保险》2016 年第 11 期。

邓燕云：《农村合作医疗制度的历史变迁》，《农村经济》2007 年第 10 期。

狄金华：《健康风险与疾病处理：转型期农村老年人就医行为的研究》，《周口师范学院学报》2010 年第 6 期。

丁继红、应美玲、杜在超：《我国农村家庭消费行为研究——基于健康风险与医疗保障视角的分析》，《金融研究》2013 年第 10 期。

丁继红、游丽：《基本医疗保险对老年人灾难性卫生支出的影响研究》，《保险研究》2019 年第 2 期。

丁佳艺等：《基于韧性理论的城市老旧社区公共卫生安全建设思考》，《城乡规划与设计》2020 年第 4 期。

樊丽明、解垩、尹琳：《农村老年人参与新型农村合作医疗及满意度分析——基于 3 省 245 户农户的调查》，《山东大学学报》（哲学社会科学版）2009 年第 1 期。

费孝通：《江村经济——中国农村老年人的生活》，商务印书馆 2002 年
版，前言。

冯海发、李薇：《我国农业为工业化提供资金积累的数量研究》，《经济
研究》1993 年第 9 期。

高广颖等：《新农合大病保险制度对缓解灾难性卫生支出的效果评价》，
《社会保障研究》2017 年第 2 期。

高和荣：《风险社会下农村合作医疗制度构建》，社会科学文献出版社
2008 年版。

高梦滔、姚洋：《健康风险冲击对农户收入的影响》，《经济研究》2005
年第 12 期。

宫习飞等：《新型农村合作医疗对灾难性卫生支出的影响研究》，《卫生
经济研究》2009 年第 9 期。

顾昕：《走向全民医保：中国医疗保障体系的制度演变》，《中国社会保
障制度建设 30 年：回顾与前瞻学术研讨会论文集》2008 年。

顾杏元：《我国人民的平均寿命》，《中国卫生年鉴》，人民卫生出版社
1984 年版。

郭景平、宋月萍、谭琳：《关于我国新型农村合作医疗制度的若干思
考》，《天津社会科学》2008 年第 6 期。

韩喜平、孙小杰：《全面实施健康中国战略》，《前线》2018 年第
12 期。

何文、申曙光：《城乡居民医保一体化政策缓解了健康不平等吗？——
来自中国地级市准自然实验的经验证据》，《中国农村观察》2021 年
第 3 期。

何兴强、史卫：《健康风险与城镇居民家庭消费》，《经济研究》2014
年第 5 期。

贺晓娟、陈在余、马爱霞：《新型农村合作医疗缓解因病致贫的效果分

析》，《安徽农业大学学报》（社会科学版）2012 年第 5 期。

胡宏伟、郭席四：《农村合作医疗模式历史变迁评析及前瞻》，《中共青
　　岛市委党校学报》2005 年第 5 期。

胡善联：《全国新型农村合作医疗制度的筹资运行状况》，《中国卫生经
　　济》2004 年第 9 期。

胡善联：《新型农村合作医疗的研究方向》，《卫生经济研究》2004 年
　　第 6 期。

胡振东：《"中国农村合作医疗之父"——覃祥官》，《海内与海外》
　　2000 年第 7 期。

黄永昌：《中国卫生国情》，上海医科大学出版社 1994 年版。

贾康、张立承：《改进新型农村合作医疗制度筹资模式的政策建议》，
　　《财政研究》2005 年第 3 期。

姜德超、吴少龙、魏予辰：《新医改缓解了看病贵吗？——来自两省家
　　庭灾难性卫生支出分析的证据》，《公共政策评论》2015 年第 5 期。

姜天娇等：《大连市中老年居民健康行为与健康状况的调查研究》，《中
　　国全科医学》2011 年第 32 期。

景怀斌：《心理健康观念对心理症状的影响研究》，《心理科学》2003
　　年第 5 期。

景天魁：《最低生活保障制度：特点和意义》，《中国社会科学院研究生
　　院学报》2004 年第 4 期。

柯学东：《赤脚医生在记忆中复活 赤脚模式值得借鉴》，《广州日报》
　　2006 年 1 月 19 日。

乐章：《风险与保障：基于农村养老问题的一个实证分析》，《农业经济
　　问题》2005 年第 9 期。

乐章：《他们在担心什么：风险与保障视角中的农民问题》，《农业经济
　　问题》2006 年第 2 期。

黎丹丹等：《新医改政策对医疗服务可及性的影响研究》，《蚌埠医学院

学报》2015 年第 3 期。

李鹤、张平宇、程叶青：《脆弱性的概念及其评价方法》，《地理科学进展》2008 年第 2 期。

李华：《我国农村合作医疗变迁的制度分析》，《长白学刊》2006 年第 3 期。

李华、俞卫：《政府卫生支出对中国农村居民健康的影响》，《中国社会科学》2013 年第 10 期。

李君如：《深入理解我国社会主要矛盾转化的重大意义》，《人民日报》2017 年 11 月 16 日。

李君如、吴焰等：《建设中国特色农村社会保障体系》，中国水利水电出版社 2008 年版。

李湘君、王中华、林振平：《新型农村合作医疗对农村老年人就医行为及健康的影响》，《世界经济文汇》2012 年第 6 期。

李星谕等：《华中地区冬季灰霾天气下 PM2.5 中重金属污染特征及健康风险评价：以湖北黄冈为例》，《环境科学》2021 年第 4 期。

李昱、孟庆跃：《医改前后农村老年家庭灾难性卫生支出状况分析》，《中国卫生经济》2015 年第 1 期。

林闽钢：《我国农村合作医疗制度治理结构的转型》，《农业经济问题》2006 年第 5 期。

刘桂莉：《眼泪为什么往下流？——转型期家庭代际关系倾斜问题探析》，《南昌大学学报》（人文社会科学版）2005 年第 6 期。

刘华山：《心理健康概念与标准的再认识》，《心理科学》2001 年第 4 期。

刘纪荣：《再论民国时期农村合作医疗制度的萌芽诞生及其演进——兼与李华等学界同仁商榷》，《浙江社会科学》2008 年第 2 期。

刘纪荣、王先明：《二十世纪前期农村合作医疗制度的历史变迁》，《浙江社会科学》2005 年第 2 期。

刘艳：《关于"心理健康"的概念辨析》，《教育研究与实验》1996 年第 3 期。

刘仲翔：《华北农村医药卫生变迁——以定县为例的医学社会学研究》，博士学位论文，中国人民大学，2005 年。

刘祚祥：《农户的健康风险分担与新型农村合作医疗研究述评》，《经济评论》2008 年第 4 期。

罗楚亮：《健康风险、医疗保障与农村家庭内部资源配置》，《中国人口科学》2007 年第 2 期。

罗正月：《我国农村合作医疗制度：反思与重构》，《中共福州市委党校学报》2005 年第 3 期。

马凯：《中国为经济增长付出的资源环境代价过大》，《民营经济报》2007 年 6 月 28 日第 B02 版。

孟翠莲：《关于山东省新型农村合作医疗试点情况的调查报告》，《财政研究》2006 年第 8 期。

孟德拉斯：《农民的终结》，中国社会科学出版社 2005 年版。

纳列什·辛格、乔纳森·吉尔曼：《让生计可持续》，《国际社会科学杂志》（中文版）2000 年第 4 期。

宁满秀、谭晓婷、谢青青：《我国新型农村合作医疗制度的可持续性发展研究：基于农户参合行为的实证分析》，《农业技术经济》2010 年第 8 期。

彭希哲、宋靓珺、黄剑焜：《中国失能老人长期照护服务使用的影响因素分析——基于安德森健康行为模型的实证研究》，《人口研究》2017 年第 4 期。

钱信忠：《中国卫生事业发展与决策》，中国医药科技出版社 1992 年版。

乔益洁：《中国农村合作医疗制度的历史变迁》，《青海社会科学》2004 年第 3 期。

秦晖：《从医改的失败看公共服务部门的危机》，《中国社会导刊》2005
　　年第 11 期。

山东省金乡县人民政府：《合作医疗要适应农村新形势》，《人民日报》
　　1982 年 2 月 23 日。

史永丽、孙淑云：《农村合作医疗制度的起源及其法律性质分析》，《山
　　西大学学报》（哲学社会科学版）2006 年第 4 期。

世界银行：《1993 年世界发展报告：投资于健康》，中国财政经济出版
　　社 1993 年版。

世界银行：《2000—2001 年世界发展报告：与贫困作斗争》，中国财政
　　经济出版社 2001 年版。

世界银行：《中国：卫生模式转变中的长远问题与对策》，中国财政经
　　济出版社 1994 年版。

宋士云：《1955—2000 年中国农村合作医疗保障制度的历史考察》，
　　《青岛科技大学学报》（社会科学版）2007 年第 3 期。

孙建娥、殷智：《欠发达地区新型农村合作医疗制度设计与农村老年人
　　的参与意愿研究——以湖南省安化县为例》，《湖南师范大学社会科
　　学学报》2011 年第 1 期。

孙淑云：《关于新型农村合作医疗制度社会保障属性的分析》，《经济问
　　题》2011 年第 1 期。

汤质如、胡志：《我国农村合作医疗保健制度研究概述》，《中国农村卫
　　生事业管理》2000 年第 1 期。

唐庆鹏：《风险共处与治理下移——国外弹性社区研究及其对我国的启
　　示》，《国外社会科学》2015 年第 2 期。

田沙沙：《新型农村合作医疗制度实施的农村老年人满意度调查报告》，
　　《改革与开放》2011 年第 10 期。

万国威：《我国三类人群社会福利现状的定量研究》，《人口学刊》2012
　　年第 3 期。

汪时东、叶宜德：《农村合作医疗制度的回顾与发展研究》，《中国初级卫生保健》2004 年第 4 期。

王诚：《论社会保障的生命周期及中国的周期阶段》，《经济研究》2004 年第 3 期。

王东：《国外风险管理理论研究综述》，《金融发展研究》2011 年第 2 期。

王东、石宏亮：《中国新型农村合作医疗制度特征探析》，《中州学刊》2009 年第 3 期。

王红漫、高红、周海沙：《我国农村卫生保障制度政策研究（一）——合作医疗成败原因分析》，《中国卫生经济》2002 年第 9 期。

王红漫等：《新型农村合作医疗参与、满意度及持续性的影响因素分析》，《中国人口科学》2006 年第 5 期。

王兰芳、孟令杰、徐芳：《新型农村合作医疗对农村老年人影响的实证研究》，《农业经济问题》2007 年第 7 期。

王禄生、张里程：《我国农村合作医疗制度发展历史及其经验教训》，《中国卫生经济》1996 年第 8 期。

王绍光：《学习机制与适应能力：中国农村合作医疗体制变迁的启示》，《中国社会科学》2008 年第 6 期。

王卫忠：《实施新型农村合作医疗前后农村居民卫生服务利用公平性比较研究》，《中国卫生事业管理》2008 年第 2 期。

王新军、郑超：《医疗保险对老年人医疗支出与健康的影响》，《财经研究》2014 年第 12 期。

王延中：《合作医疗 30 年的经验与教训》，《中国卫生政策研究》2008 年第 2 期。

王翌秋、雷晓燕：《中国农村老年人的医疗消费与健康状况：农村医疗保险制度带来的变化》，《南京农业大学学报》（社会科学版）2011 年第 2 期。

卫生部、国家中医药管理局：《"七五"时期卫生改革提要》（87），卫办字第 3 号，1987 年 2 月 14 日。

温兴祥：《中老年人生活自理能力的性别差异之谜》，《人口研究》2017年第 5 期。

吴浩田、翟国方：《韧性城市规划理论与方法及其在我国的应用——以合肥市市政设施韧性提升规划为例》，《上海城市规划》2016 年第1 期。

吴联灿、申曙光：《新型农村合作医疗制度对农村老年人健康影响的实证研究》，《保险研究》2010 年第 6 期。

吴群红等：《医疗保险制度对降低我国居民灾难性卫生支出的效果分析》，《中国卫生政策研究》2012 年第 9 期。

吴仪：《全面推进新型农村合作医疗发展》，《求是》2007 年第 6 期。

伍世安、李国志：《中国农村合作医疗制度：历史、问题与改进》，《江西财经大学学报》2005 年第 4 期。

夏金彪：《医保"腾笼换鸟"让更多好药新药惠及患者》，《中国经济时报》2020 年 12 月 31 日。

夏杏珍：《农村合作医疗制度的历史考察》，《当代中国史研究》2003年第 5 期。

向清、杜冰：《"合作医疗之父"覃祥官》，《健康报》2008 年 12 月5 日。

谢起慧：《发达国家建设韧性城市的政策启示》，《科学决策》2017 年第 4 期。

谢小庆：《信度估计的 γ 系数》，《心理学报》1998 年第 30 期。

熊先军：《警惕医药价格调整的腾笼换鸟》，《中国社会保障》2015 年第 8 期。

徐国栋、李心丹：《风险管理理论综述及发展》，《北方经济》2001 年第 9 期。

徐文娟、褚福灵：《灾难性卫生支出水平及影响因素研究——基于
　　CHARLS 数据的分析》，《社会保障研究》2018 年第 5 期。

薛新东：《社会资本与国民健康政策》，《财政研究》2015 年第 11 期。

薛新东、刘国恩：《社会资本决定健康状况吗——来自中国健康与养老
　　追踪调查的证据》，《财贸经济》2012 年第 8 期。

晏阳初：《晏阳初全集——定县的乡村建设实验》，湖南教育出版社
　　1991 年版。

杨殿兴、苏小川：《发挥中医药优势走我国医疗卫生保障的特色之路》，
　　《中国中医药报》2005 年 11 月 4 日。

杨萍、赵曼：《现代健康观对我国医改的启示》，《湖北经济学院学报》
　　2013 年第 4 期。

杨善发：《中国农村合作医疗制度渊源、流变与当代发展》，《安徽大学
　　学报》（社会科学版）2009 年第 2 期。

杨团：《农村新型农村合作医疗政策需要反思》，《科学决策》2005 年
　　第 6 期。

杨文选、杨艳：《新型农村合作医疗应重视农村老年人的参与意愿——
　　以陕西省旬阳县为例》，《农业经济问题》2007 年第 8 期。

杨秀丽、侯满：《医疗服务可及性对城乡老年人健康的影响——基于
　　2018 年 CHARLS 数据的分析》，《东北农业大学学报》（社会科学版）
　　2020 年第 6 期。

杨云彦、赵锋：《可持续生计分析框架下农户生计资本的调查与分
　　析——以南水北调（中线）工程库区为例》，《农业经济问题》2009
　　年第 3 期。

姚兆余：《农村合作运动与农业技术的植入——以民国时期江苏省为例
　　（1927—1937）》，《中国农史》（南京）2008 年第 4 期。

叶宜德、张朝阳：《新型农村合作医疗操作手册》，中华人民共和国卫
　　生部国外贷款办公室 2005 年版。

易红梅等：《新型农村合作医疗：农村老年人认知与受益调查》，《人口学刊》2011 年第 1 期。

易正：《中国净增长的代价：生态成本超过 GDP 两倍》，《领导决策信息》2003 年第 18 期。

于长永：《传统保障、医疗保险与农村老年人的疾病风险担心度》，《中国人口科学》2018 年第 4 期。

于长永：《脆弱性概念、分析框架与农村老年人养老脆弱性分析》，《农村经济》2011 年第 8 期。

于长永：《疾病类型、医疗保险与农民就医机构选择行为研究》，《农业技术经济》2017 年第 2 期。

于长永：《农村合作医疗制度实施效果与问题实证研究》，湖北人民出版社 2015 年版。

于长永：《农村老年人对新型农村合作医疗的福利认同及其影响因素》，《中国农村经济》2012 年第 4 期。

于长永：《农村老年人养老风险、策略与期望的代际差异》，《农业经济问题》2015 年第 3 期。

于长永：《农民"养儿防老"观念的代际差异及转变趋势》，《人口学刊》2012 年第 6 期。

于长永：《人口老龄化背景下农村老年人的养老风险及其制度需求——基于全国十个省份千户农村老年人的调查数据》，《农业经济问题》2011 年第 10 期。

于长永：《新型农村合作医疗：政府的财政投入及绩效》，《财政研究》2012 年第 6 期。

于长永：《新型农村合作医疗对农村老年人疾病风险态度的影响》，《人口学刊》2016 年第 2 期。

于长永：《新型农村合作医疗制度建设绩效评价》，《统计研究》2012 年第 4 期。

于长永：《新型农村合作医疗制度实施效果与问题实证研究》，湖北人民出版社 2015 年版。

于长永、刘康、何剑：《改革前后三十年农村合作医疗的制度变迁》，《西北人口》2011 年第 4 期。

于倩倩等：《农村医疗保险制度下农村老年人就医积极性的影响因素分析》，《医学与哲学》（人文社会医学版）2011 年第 11 期。

余楚风：《走政府主导的、有效率的"新农合"之路——以广州市番禺区为例》，《中国社会保障》2006 年第 10 期。

俞彤、张曙光：《参合农村老年人对新型农村合作医疗制度满意度及其相关影响因素实证研究》，《软科学》2010 年第 2 期。

张大庆：《中国近代疾病社会史（1912—1937）》，山东教育出版社 2006 年版。

张寒冰等：《我国农村慢性病患病率的调查与分析》，《山西职工医学院学报》2016 年第 1 期。

张磊：《韧性理论视角下贫困村灾后恢复重建与灾害风险管理刍议》，《灾害学》2021 年第 2 期。

张琴、赵丙奇：《新型农村合作医疗制度"福利—风险型"模式的绩效分析——基于浙江省鄞州的实证研究》，《经济体制改革》2009 年第 2 期。

张肖阳：《城市新陈代谢视角下的城市公共健康风险》，《世界地理研究》2020 年第 2 期。

张笑天、王保真、吴群宏：《医疗保险学科体系的探讨》，《中国卫生经济》1996 年第 9 期。

张自宽：《对合作医疗早期历史情况的回顾》，《中国卫生经济》1992 年第 6 期。

张自宽：《加强对农村医疗保险制度的研究》，《中国农村卫生事业管理》1992 年第 6 期。

张自宽：《卫生改革与发展探究》，黑龙江人民出版社 1999 年版。

张自宽、赵亮、李岚：《中国农村合作医疗 50 年之变迁》，《中国卫生》2006 年第 3 期。

张自宽等：《关于我国农村合作医疗保健制度的回顾性研究》，《中国农村卫生事业管理》1996 年第 6 期。

郑大华：《民国乡村建设运动》，社会科学文献出版社 2000 年版。

郑风田、阮荣平、刘力：《风险、社会保障与农村宗教信仰》，《经济学》（季刊）2010 年第 3 期。

中华人民共和国卫生部：《2009 中国卫生统计年鉴》，中国协和医科大学出版社 2009 年版。

钟雪生：《中国农村传统合作医疗制度研究》，博士学位论文，中共中央党校，2008 年。

周绿林等：《医疗保险学》，中国人民大学出版社 2003 年版。

周寿祺：《探索农村老年人健康保障制度的发展轨迹》，《国际医药卫生导报》2002 年第 6 期。

朱成斌等：《贵州草海沉积物重金属元素分布特征及健康风险评价》，《环境科学学报》2021 年第 5 期。

朱海涛等：《大学生健康意识与体质健康的现状调查与分析——以重庆市为例》，《广州体育学院学报》2019 年第 1 期。

［美］道格拉斯·C. 诺思、［美］罗伯特·托马斯、厉以平：《西方世界的兴起》，华夏出版社 2014 年版。

［美］科斯等：《财产权利与制度变迁》，刘守英译，上海三联书店、上海人民出版社 1994 年版。

二 英文文献

Aeierno R., Rheingold A., Resnick H. et al., "Predictors of Fear of Crime in Older Adults", *Journal of Anxiety Disorders*, 2004, 18 (3).

Arturs Kalnins, "Multicollinearity: How Common Factors Cause Type 1 Errors in Multivariate Regression", *Strategic Management Journal*, 2018, https://onlinelibrary.wiley.com/doi/pdf/10.1002/smj.2783

Bloomberg M. A. Stronger, *More Resilient New York*, New York: City of New York Mayor's Office, 2013.

Chambers R., Conway G. R., "Sustainable Rural Livelihoods: Practical Concepts for the 21st Century (IDS Discussion Paper 296)", Brighton UK: Institute of Development Studies, 1992.

Cutter S. L., Barnes L., Berry M. et al., "A Place-based Model for Understanding Community Resilience to Natural Disasters", *Global Environmental Change*, 2008, 18 (4).

Dale L. Goodhue, William Lewis & Ron Thompson, Multicollinearity and Measurement Error Statistical Blind Spot: Correcting for Excessive False Positives in Regression and PLS. Mis Quarterly, 2017, 41 (3).

De Donder L., "Individual Risk Factors of Feelings of Unsafety in Later Life", *European Journal of Ageing*, 2012, 9 (3).

Donnell O. E. van Doorslaer R. P. Rannan-Eliya A. Somanathan C. G. Garg P. Hanvoravongchai M. N. Huq A. Karan G. M. Leung K. T., and Vasavid C. 2005, "Explaining the Incidence of Catastrophic Payments for Health Care: Comparative Evidence from Asia", EQUITAP Working Paper No. 5. Erasmus University, Rotterdam, Netherlands, and Institute of Policy Studies.

Fuchs V. R., "The Supply of Surgeons and Demand for Operations", *Journal of Human Resources*, 1978, 13 (2).

Fuchs. V. R., "Economics, Values, and Health Care Reform", *The American Economic Review*, 1996, 86 (1).

Grossman Michael, *The Demand for Health: A Theoretical and Empirical In-*

vestigation, New York: Columbia University Press for the National Bureau of Economics Research, 1972.

Grossman, Michael, "The Capital Model of the Demand for Health", NBER Working Papers. No. 1999.

Grossman, M. , "On the Concept of Health Capital and the Demand for Health", *Journal of Political Economy*, 1972, 80 (2).

G. Bevan and J. Charlton, "Making Access to Health Care More Equal: The Role of General Medical Services", *British Medical Journal*, 1987, 295 (6601).

G. F. White, *Natural Hazards: Local, National, Global*, Oxford: Oxford University Press, 1974.

Hale C. , "Fear of Crime: A Review of the Literature", *International Review of Victimology*, 1996, 4 (2).

Harry Markowitz, "Portfolio Selection", *The Journal of Finance*, 1952, 7 (1).

Holling C. S. , "Resilience and Stability of Ecological Systems", *Annual Review of Ecology and Systematics*, 1973, 4 (1).

Hyman P. Minsky, *The Financial Fragility Hypothesis: Capitalist Process and the Behavior of the Economy in Financial Crises*, Edited by Cambridge University Press, 1982.

Ilmolal, *Approaches to Measurement of Urban Resilience*, Urban Resilience. Springer, Cham, 2016.

K. P. Derose, C. R. Gresenz and J. S. Ringel, "Understanding Disparities in Health Care Access and Reducing Them through a Focus on Public Health", *Health Affairs*, 2011, 30 (10).

Lei, X. and W. Lin, "The New Cooperative Medical Scheme in Rural China: Does More Coverage Mean More Service and Better Health?", *Health Eco-*

nomics, 2009, 18.

Liu, Y. , Rao, K. , Wu, J. & Gakidou, E. , "Health System Reform in China 7 China's Health System Performance", *The Lancet*, 2008, 372 (9653) .

Llis, F. , *Peasant Economics*, Cambridge University Press, 1988.

McCoy H. et al. , "Lifestyles of the Old and Not SO Fearful: Life Situations and Older Persons' Fear of Crime"。 *Journal of Criminal Justice*, 1996, 24 (3) .

N. L. Cook and L. S. Hicks et al. , "Access to Specialty Care and Medical Services in Community Health Centers", *Health Affairs*, 2007, 26 (5) .

Paton D. , Johnstond, "Disasters and Communities: Vulnerability, Resilience and Preparedness", *Disaster Prevention & Management An International Journal*, 2001, 10 (4) .

Popkin, Samuel. , *The Rational Peasant: The Political Economy of Rural Society in Vietnam*, Berkeley: University of California Press, 1979.

P. K. Diehr and W. C. Richardson et al. , "Increased Access to Medical Care: The Impact on Health", *Medical Care*, 1979, 17 (10) .

Roumasset, J. A. , *Rice and Risk: Decision Making Among Low Income Farmers*, Amsterdam North Holland Publishing Co. , 1976.

Rrduction I. S. F. D. , Living with Risk: A Global Review of Disaster Reduction Initiatives, Living with Risk: A Global Review of Disaster Reduction Initiatives Geneva: United Nations. BioMed Central Ltd, 2004.

R. Andersen, "Health Status Indices and Access to Medical Care", *American Journal of Public Health*, 1978, 68 (5) .

Schultz, Theodore W. , *Transforming Traditional Agriculture*, New Haven, Conn. Yale University Press, 1964.

Shi，W.，V. Chongsuvivatwong，A. Geater，J. Zhang，H. Zhang and D. Brombal，"The Influence of the Rural Health Security Schemes on Health Utilization and Household Impoverishment in Rural China: Data from a Household Survey of Western and Central China"，*International Journal for Equity in Health*，2010，5（5）.

Shumaker S. A.，*The Handbook of Health Behavior Change*，3rd edition，New York: Springer Publish Company，2009.

Solomon S.，Manning M.，Marauism et al.，*Climate Change* 2007 – *the Physical Science Basis: Working Group*，*I Contribution to the Fourth Assessment Report of the IPCC*，Cambridge University Press，2007.

Stiles B. L.，Halim S.，Kaplan H. B.，"Fear of Crime Among Individuals with Physical Limitations"，*Criminal Justice Review*，2003，28（2）.

Sun，X.，A. C. Sleigh，G. A. Carmichael and S. Jackson。"Health Payment-induced Poverty under China's New Cooperative Medical Scheme in Rural Area of ShanDong Province"，*Health Policy and Planning*，2010，5（5）.

Sun，X.，S. Jackson，G. A. Carmichael and A. C. Sleigh，"Catastrophic Medical Payment and Financial Protection in Rural China: Evidence from the New Cooperative Medical Scheme in Shandong Province"，*Health Economics*，2009，1（1）.

Timmerman P.，*Vulnerability*，*Resilience and the Collapse of Society: A Review of Models and Possible Climatic Applications. Toronto*，Canada: Institute for Environmental Studies，University of Toronto，1981.

Tonin，Grahama，"Sustainability and Community Resilience: The Holy Grail of Hazards Planning?"，*Global Environmental Change Part B Environmental Hazards*，1999，1（1）.

Wagstaff A.，Lindelow M.，Gao J.，Xu L.，Qian J.，"Extending Health

Insurance to the Rural Population: An Impact Evaluation of China New Co-operative Medical Scheme", *Journal of Health Economics*, 2009, 28 (1).

William F. Sharpe, "Capital Asset Prices: A Theory of Market Equilibrium under Conditions of Risk", *Journal of Finance*, 1964, 19 (3) .

Xu K. , Evans D. E. , Kawabate K. , Zeramdini R. , Klavus J. , and Murray C. J. L. , "Household Catastrophic Health Expenditure: A Multicountry Analysis", *Lancet*, 2003.

Xu K. , *Distribution of Health Payments and Catastrophic Expenditures Methodology*, Geneva: Department of Health System Financing. World Health Organization, 2005.

Yip, W. and W. C. Hsiao, "Non-Evidence-Based Policy: How Effective is China's New Cooperative Medical Scheme in Reducing Medical Impoverishment?", *Social Science and Medicine*, 2009, 12 (2) .

Yip, W. , Subramanian, S. V. , Mitchell, A. D. , Lee, D. T. S. , Wang, J. and Kawachi, I. , "Does Social Capital Enhance Health and Well-bing? Evidence from Rural China", *Social Science & Medicine*, 2007, 64 (1) .

Yip, W. , Subramanian, S. V. , Mitchell, A. D. , Lee, D. T. S. , Wang, J. and Kawachi, I. , "Does Social Capital Enhance Health and Well-bing? Evidence from Rural China", *Social Science & Medicine*, 2007, 64 (2) .

You, X. and Y. Kobayashi, "The New Cooperative Medical Scheme in China", *Health Policy*, 2009, 6 (1) .